胃癌
治療ガイドライン

医師用 2021年7月改訂 第6版

日本胃癌学会——●編

金原出版株式会社

Gastric Cancer Treatment Guidelines 2021

Japanese Gastric Cancer Association

改訂にあたって

　胃癌治療ガイドラインはこれまで，わが国に蓄積された胃癌治療に関する膨大なデータの詳細な解析と，国内外から報告された新たなエビデンスに基づいて，適切な治療法を提示してきた。臨床現場において使いやすいガイドラインとしての役割を果たすため，第5版では標準的な治療についての教科書形式の解説（「治療法」）と，臨床的に重要なクリニカルクエスチョン（CQ）に対する推奨文・解説の両方を記載した。本版でもこの構成を踏襲している。

　今回の改訂にあたっては，初版の基本理念を保ちつつ，エビデンスに基づいた治療をさらに推し進めるために，Minds診療ガイドライン作成マニュアル2017を参考とした作成方法を採用した。即ち最新の知見も踏まえてCQを作成し，独立したシステマティックレビュー委員が文献を調査し，これに基づいてガイドライン作成委員が合議により推奨の強さを決定した。この結果，推奨される治療の根拠が明確に示されると共に，確かな推奨治療を示すにはさらなる研究が必要な領域も明らかとなった。

　本版の主な改訂点を以下に列挙する。

1. 外科治療，内視鏡治療，化学療法，緩和的治療に関するCQを32項目に増した。

2. 日本胃癌学会と日本食道学会の実施した前向き研究結果に基づき，cT2-T4の食道胃接合部癌に対する手術アプローチとリンパ節郭清のアルゴリズムを示した。また食道胃接合部癌に関する3つのCQを作成し推奨を示した。

3. 腹腔鏡下手術およびロボット支援下手術について，最新の研究状況を踏まえた推奨を示した。

4. 切除不能進行・再発胃癌に対する化学療法のレジメンは，「推奨されるレジメン」，「条件付きで推奨されるレジメン」として，「治療法」の章のアルゴリズムに列記した。治療選択肢は増す一方，個々のレジメンを比較したエビデンスは十分でないため，優先順位はつけずエビデンスレベルも記載しなかった。

5. 免疫チェックポイント阻害剤の最新の研究成果をCQにて解説した。

　わが国の胃癌診療において本ガイドラインの推奨治療がどのように行われているか，その実態を知るために，「Quality Indicatorによる胃がん医療の均てん化・実態に関する研究」が継続して行われている。2015年の院内がん登録とそのDPCデータ（一部は2017年分）の解析結果を巻末に収載した。

胃癌治療ガイドライン検討委員会　第6版

ガイドライン作成委員会

委員長	馬場　英司	九州大学大学院医学研究院連携社会医学分野（内科・化学療法）
副委員長	寺島　雅典	静岡県立静岡がんセンター胃外科（外科）
委員	小野　裕之	静岡県立静岡がんセンター内視鏡科（内科・内視鏡）
	木下　敬弘	国立がん研究センター東病院胃外科（外科）
	桑田　健	国立がん研究センター東病院病理・臨床検査科（病理）
	小嶋　一幸	獨協医科大学第一外科（外科）
	佐藤　温	弘前大学大学院医学研究科腫瘍内科学講座（内科・化学療法）
	佐野　武	がん研有明病院消化器外科（外科）
	設楽　紘平	国立がん研究センター東病院消化管内科（内科・化学療法）
	篠原　尚	兵庫医科大学上部消化管外科（外科）
	島田　英昭	東邦大学大学院消化器外科学講座（外科）
	瀬戸　泰之	東京大学医学部附属病院胃食道外科（外科）
	仁科　智裕	国立病院機構四国がんセンター消化器内科/がんゲノム医療センター（内科・化学療法）
	馬場　秀夫	熊本大学生命科学研究部消化器外科学（外科）
	原　浩樹	埼玉県立がんセンター消化器内科（内科・化学療法）
	藤城　光弘	名古屋大学大学院医学系研究科消化器内科学（内科・内視鏡）
	朴　成和	国立がん研究センター中央病院消化管内科（内科・化学療法）
	室　圭	愛知県がんセンター薬物療法部（内科・化学療法）
	吉川　貴己	国立がん研究センター中央病院胃外科（外科）
書記	有山　寛	九州大学病院血液・腫瘍・心血管内科（内科・化学療法）

ガイドライン評価委員会

委員長	竹内　裕也（外科）						
委員	大津　敦（内科）	沖　英次（外科）	小田　一郎（内科）
	片井　均（外科）	國崎　主税（外科）	佐藤　太郎（内科）
	椙村　春彦（病理）	瀧口　修司（外科）	

システマティックレビュー委員

愛甲　丞	會澤　雅樹	青山　徹
在田　修二	有山　寛	安藤　幸滋
五十嵐公洋	池田　貯	石井　貴大
石橋　雄次	井田　智	市川　大輔
伊東　守	伊藤　誠二	伊藤　信仁
井ノ口幹人	今関　洋	入野　誠之
岩上　志朗	岩槻　政晃	衛藤　剛
江原　一尚	大嶋　琴絵	大平　寛典
大津　智	大橋　学	緒方　貴次
沖　英次	奥村　康弘	奥村　祐太
小野　敏嗣	小濱　和貴	掛地　吉弘
加藤　恭子	川添　彬人	神田　光郎
久保木恭利	久保田洋平	熊西　亮介
倉橋　康典	黒川　幸典	小谷　大輔
薦田　正人	相良　浩輔	櫻澤　信行
佐々木秀法	佐々木昭典	佐藤　怜央
里見奈都子	澤田憲太郎	柴崎　晋
柴田　義宏	下川　穂積	城後友望子

杉田　静紀　　杉山　圭司　　鈴木　一広
鈴木　翔　　　須田　康一　　高橋　直樹
滝沢　耕平　　竹内　裕也　　谷口　清章
田村　真吾　　千田　圭悟　　土橋　賢司
徳永　正則　　登内　晶子　　中川　正敏
中島　裕理　　永田　祐介　　中村　健一
中村　能章　　並川　努　　　二尾　健太也
西川　和宏　　錦織　達人　　布部　創也
野村　幸世　　橋本　直佳　　蓮井　研悟
八田　和久　　羽藤　慎二　　林　勉
日景　允　　　久森　重夫　　平田　賢郎
平野　秀和　　廣中　秀一　　深川　剛生
藤谷　啓一　　古川　和宏　　細川　歩
細木　久裕　　本多　通孝　　前川　聡
牧野　知紀　　幕内　梨恵　　松岡　弘也
松原　裕樹　　三澤　一成　　三島　沙織
三谷誠一郎　　持木　彫人　　森田　信司
八木　浩一　　八木澤允貴　　安福　至
山形　幸徳　　山口　敏史　　山口　太輔
山下　裕玄　　山田　貴允　　山本　和義
山本　駿　　　由上　博喜　　由良　昌大
由雄　敏之　　吉川　幸造　　吉田　弥正
和田　剛幸　　渡邊　将広

第5版の序

　今回の改訂にあたり，まず本ガイドラインの構成と形式に関して作成委員会および学会年次学術集会で議論した。ガイドライン評価委員会が学会員を対象に行ったアンケート調査では，従来の教科書形式の維持を希望する回答が多かったが，他臓器癌の診療ガイドラインの動向もふまえ，できるだけエビデンスレベルや推奨の強弱を明示し，Clinical Question（CQ）と推奨文・解説を増やすこととした。次版以降は，初版の基本理念を保ちつつ，本格的な evidence-based 形式への移行が検討される予定である。

　第4版の出版（2014年）以降，外科手術におけるいくつかの重要なランダム化比較試験と，内視鏡的切除における前向き検証試験が決着し，化学療法においては多くの新規薬剤が登場してレジメンの選択肢が増えたため，今回はメジャーな改訂となった。

　以下，主な改訂点を列挙する。

1．本版と同時期に改訂となった『胃癌取扱い規約第15版』および『TNM分類第8版』と，Stage分類などを連動させた。

2．日常臨床における治療アルゴリズムを改訂し，CQと連結した。

3．胃全摘術のD2郭清の定義から脾門部リンパ節No. 10を削除し，その他の外科臨床試験の結果を本文に反映させた。

4．内視鏡的切除の適応病変を変更した。また根治性の評価において「非治癒切除」などの表現がふさわしくないとの意見が強く出たため，新たに「内視鏡的根治度eCura」を定義した。

5．進行胃癌に対する化学療法のレジメンを，「推奨されるレジメン」と「条件付きで推奨されるレジメン」に大別して列挙し，推奨されるレジメンにエビデンスレベルを併記した。

6．臨床現場で遭遇する重要なCQと，それに対するガイドライン委員会の推奨文と解説を，外科，内視鏡的切除，化学療法の分野ごとになるべく多く設定した。

　また，ガイドラインの推奨が医療現場にどのように普及しているかを検討する目的でQuality indicatorを用いた研究が行われているが，2013年の院内がん登録とDPCデータによる胃癌症例の解析が行われたので，そのダイジェストを付録として収載した。

2017年11月

胃癌治療ガイドライン検討委員会　第5版

作成委員会

委員長	佐野　　武（外科）					
副委員長	朴　　成和（内科）					
委員	落合　淳志（病理）	小野　裕之（内科）	小嶋　一幸（外科）
	小寺　泰弘（外科）	笹子三津留（外科）	佐藤　　温（内科）
	設楽　紘平（内科）	島田　英昭（外科）	瀬戸　泰之（外科）
	円谷　　彰（外科）	馬場　英司（内科）	馬場　秀夫（外科）
	深川　剛生（外科）	藤城　光弘（内科）	室　　　圭（内科）
	山口　研成（内科）		

ガイドライン評価委員会

委員長	國崎　主税（外科）			
委員	池口　正英（外科）	大津　　敦（内科）	小田　一郎（内科）
	片井　　均（外科）	今野　弘之（外科）	前原　喜彦（外科）
	柳澤　昭夫（病理）		

第4版の序

　今回の改訂では，基本的に第3版の形式と内容を踏襲しつつ，新しいエビデンスに基づいて記載を更新した。前版出版以降，「速報」として学会サイトで提示した治療法も，本文中に記載した。また新たに，「臨床研究としての治療法の解説」に替えて，実臨床に即したクリニカル・クエスチョンを設定し，現時点における回答と解説を加えた。

　前版出版後，重要課題に関していくつかのワーキンググループを組織して検討を進めてきた。その中から，①切除可能なM1を有する胃癌の治療方針，②食道胃接合部癌の手術法とリンパ節郭清，③胃癌手術クリニカルパスとフォローアップ，に関して一定の見解が得られたので本版に収載した。④手術リスクの評価，⑤残胃癌の治療方針，に関しては，次版での収載をめざして今後も作業を継続する。

　以下，本版での主たる改訂点を列挙する。

1．胃手術法の定義を更新した。

2．食道胃接合部の長径4cm以下の腫瘍に対するリンパ節郭清範囲に関して暫定規準となるアルゴリズムを呈示した。

3．cStage I 胃癌に対する腹腔鏡下幽門側胃切除術が治療選択肢となりうることを記載した。

4．内視鏡的治療において，未分化型成分を有する分化型癌で，3cm以下のUL（+）のpT1aを，適応拡大治癒切除に含めることとした。また組織型mucの扱いとULの診断に関する記載を追加した。

5．化学療法のレジメンに推奨度を設けた。HER2陰性胃癌と陽性胃癌に関して推奨レジメンを記載し，アルゴリズムを作成した。これらは2013年12月までにpeer-reviewを経て出版された英文論文に基づき，ガイドライン作成委員会で決定した。

6．切除可能なM1病変を有する胃癌の治療方針と，標準レジメンの適用が難しい化学療法に関して，7つのクリニカル・クエスチョンを設定し，回答と解説を加えた。

7．胃癌術後クリニカルパスとフォローアップに関して，モデルを記載した。

2014年5月

胃癌治療ガイドライン検討委員会　第4版

作成委員会

委員長	佐野　武（外科）					
副委員長	小野　裕之（内科）					
委員	荒井　邦佳（外科）	落合　淳志（病理）	小泉和三郎（内科）
	小嶋　一幸（外科）	小寺　泰弘（外科）	笹子三津留（外科）
	設楽　紘平（内科）	島田　安博（内科）	瀬戸　泰之（外科）
	円谷　彰（外科）	梨本　篤（外科）	二宮　基樹（外科）
	馬場　英司（内科）	馬場　秀夫（外科）	深川　剛生（外科）
	藤城　光弘（内科）	朴　成和（内科）	室　圭（内科）
	矢作　直久（内科）		
顧問	中島　聰總（外科）		

評価委員会

委員長	片井　均（外科）		
委員	糸井　啓純（外科）	大津　敦（内科）	加藤　元嗣（内科）
	佐藤　太郎（内科）	下田　忠和（病理）	古河　洋（外科）
	前原　喜彦（外科）		

第3版の序

　今回の改訂では，胃癌取扱い規約の改訂に合わせ，ガイドラインの役割を明確にすべく大幅な変更を行った。最大のポイントは，これまで胃癌取扱い規約に含まれていた治療に関する記載を全面的に，しかも形式を大きく変更してガイドラインに移したことである。

　第13版までの胃癌取扱い規約では，原発巣の胃内占居部位ごとにリンパ節が群分類され，この解剖学的群分類が，リンパ節転移程度（N1-N3，M1）とステージの決定に用いられ，かつ郭清範囲（D1-D3）を規定していた。これは，長年にわたる膨大なデータの蓄積と詳細な解析に基づく合理的な方法であったが，その複雑さゆえに一般外科医や海外の専門医には十分に理解され難く，また原発巣の占居部位や転移リンパ節部位の判断が客観性を欠く場合があることも指摘されていた。

　胃癌取扱い規約第14版では，この解剖学的N分類を廃止し，TNM分類と連動した転移個数によるN分類を採用した。これは，転移個数による分類が解剖学的分類よりも予後をよく反映するという国内外の研究結果が増えたことと，国際的普遍性・客観性を重視したことによる。これにより，従来の「第1群リンパ節」，「第2群リンパ節」という呼称も存在しなくなった。この変更に伴い，リンパ節郭清範囲に関してより簡明な術式別Dを本ガイドラインで定義した。

　この大きな方針転換は規約・ガイドライン委員会でも議論になったが，わが国で蓄積されたノウハウを国際的にもより広く普及させ，胃癌治療成績の向上を図るために決断に至ったものである。新方式にも欠点はあり，特に運用開始当初は混乱が予想されるが，長期的視野に立ってご理解いただきたい。なお胃癌取扱い規約第14版はすでに2010年3月に出版されているが，本ガイドライン第3版と併用することで初めて両者は十分に機能することになるので，症例の取扱いと記録に当たっては本ガイドライン発行の後に新システムへ切り替えが行われることを期待する。

　また特に薬物治療に関して，新しいエビデンスや保険承認に基づき推奨治療が更新された場合は学会ホームページ（http://www.jgca.jp/）上に随時公開する予定であるので最新版を確認いただきたい。

　以下，今回の主たる改訂点を列記する。

1．従来の「進行度別治療法の適応」に加え，臨床診断に基づく「治療アルゴリズム」を提示した。

2．「臨床研究としての治療法」に関しては，標準治療（日常診療としての治療法）との混同を避けるため従来の適応一覧表を廃し，資料編に短い解説を加えるに留めた。

3．胃の切除範囲と断端距離に言及し，切除術式選択の原則を示した。

4．リンパ節郭清範囲（D）を胃切除術式別に定義し，その適応を明示した。

5．内視鏡的切除に関して，分化型癌と未分化型癌を定義し，組織学的優位性と UL の評価を明示した。内視鏡的切除の根治性評価も明示した。

6．化学療法に関しては，わが国の RCT の成果を中心に，論文発表されて一定の評価を得たエビデンスに基づいて推奨治療を提示した。期待された優越性が証明されなかったレジメンに関しては「推奨できない」ことを明示した。

7．術後補助化学療法を初めて推奨した。Stage 分類の変更に伴う対象症例の変更も明示した。

8．胃癌取扱い規約に掲載した新しい生検 Group 分類に関しては，その重大性に鑑み，ガイドラインにも掲載した。

なお，胃癌手術術式の正確な定義，術後クリニカル・パスおよび術後フォローアップに関しては，次版に掲載すべくワーキンググループを立ち上げて検討を開始している。

2010 年 10 月

第2版の序

　日本胃癌学会は2001年3月本ガイドラインの「医師用」を，同12月「一般用」を作成したが，ひとつの癌について，そのすべての治療を示したのは，国内では初めてのことであった。その後，本ガイドラインの内容について，本学会のみならず，他の学会においてもシンポジウム等で取り上げられ，多くの議論がなされた。また，2002年末には本ガイドラインについて学会会員施設を対象としたアンケート調査も行い，その検証を行った。多くの意見やこれらの検証を基に，そしてその後の新しい文献（2000年10月から2003年6月まで）を加えてここに改訂版を作成した。

　今回の改訂での特徴は，初版以後の新しい文献を組み入れて作成したこと，新たに腹腔鏡下手術，周術期治療等について示したこと，化学療法ではエビデンスレベルを示し，実例として現在新しく第Ⅲ相試験で行われている主な治療プロトコールを示したことなどがあげられよう。日本における文献は比較試験等が少なく，外国のエビデンスレベルに当てはめると低いものが多い。しかし，日常診療としてコンセンサスが得られているものについて，これを評価した場合は勧告の強さが高くなり，ここに乖離が生じる。今後，これらの問題点を整理し，資料の取捨選択に関する基準を定め，化学療法以外の分野においてもエビデンスレベルを記載できるようにしていきたいと考えている。

　本ガイドラインは，現時点でもっとも妥当と思われる治療法をガイドラインとして示すが，もちろん完全なものではなく，またマニュアルでもない。色々な問題を抱えながらも，本ガイドラインに対する検証を基にして，新しいエビデンスを加えつつ，定期的に改訂版を示していくことは本ガイドラインの目的へより近づくために有意義なことであると考えている。会員諸氏の日常診療においてより役立つことを願い，今後も委員会あてに多くのご意見をいただきたい。なお，評価委員会における評価，患者代表や有識者による外部評価を受け，さらに2004年3月の第76回日本胃癌学会総会におけるコンセンサスミーティングの意見も取り入れ修正を行った。

　本ガイドラインは日本胃癌学会費用のみにて作成された。

2004年4月

胃癌治療ガイドライン検討委員会　第2版

作成委員会

委員長	佐々木常雄（内科）		
副委員長	山口　俊晴（外科）		
委員	荒井　邦佳（外科）	大谷　吉秀（外科）	上西　紀夫（外科）
	笹子三津留（外科）	佐藤　温（内科）	島田　安博（内科）
	下間　正隆（外科）	谷川　允彦（外科）	長南　明道（内科）
	梨本　篤（外科）		
顧問	中島　聰總（外科）		

評価委員会

委員長	吉野　肇一（外科）		
副委員長	坂田　優（内科）		
委員	井田　和徳（内科）	大津　敦（内科）	小泉　和三郎（内科）
	下田　忠和（病理）	古川　俊治（外科，弁護士）	前原　喜彦（外科）

初版の序

　広範切除＋D2郭清は長い間，胃癌の標準的治療として広く定着していた。しかし近年は早期胃癌症例が増加する一方で，依然として晩期胃癌症例や再発症例が少なくなく，従来の標準的治療では対応しきれない症例が増加してきた。こうした治療対象の多様化に対応して様々な治療方法が開発され，試行されるようになった。すなわち，早期胃癌症例に対しては内視鏡的粘膜切除（EMR）や腹腔鏡下手術，機能温存術式を含む縮小手術，進行癌に対しては超拡大手術，術前化学療法（Neoadjuvant chemotherapy）などが従来の標準的治療に加わり，癌の進行程度に応じた治療法が施行されるようになった。こうした治療法の多様化により一方では治療法の選択肢が増したが，他方では施設により，あるいは同一施設でも医師個人により治療法の適応が異なる場合も生じてきた。第71回日本胃癌学会総会（1999.6）の開催にあたり，会員施設に対し現行の胃癌治療についてのアンケート調査を行ったところ，きわめて多様な胃癌治療の実態が明らかになった。学会として治療法自体に制約を加えるべきではないが，治療担当者が参照すべき治療ガイドラインの作成は是非必要であろうと思われる。ちなみに欧米では1980年代の後半から治療の標準化を目的として治療ガイドラインに関する議論が盛んになり，アメリカではPDQ（Physician's Data Query）が医療関係者のみならず，患者にも自由に閲覧できるように公開されている。こうした治療ガイドラインの作成と公開を望む声はわが国でも高まりつつあり，医師，患者の相互理解にも役立つものと思われる。日本胃癌学会胃癌治療ガイドライン検討委員会は検討を重ねた結果，現時点でもっとも妥当と思われる治療ガイドラインを作成し，会員諸氏の日常診療上の参考に供したいと考える。

2001 年 3 月

胃癌治療ガイドライン検討委員会

作成委員会

委員長	中島　聰總		
副委員長	栗原　　稔	磨伊　正義	
委員	大上　正裕	太田惠一朗	大山　繁和
	上西　紀夫	北村　正次	佐々木常雄
	笹子三津留	佐藤　　温	平田　公一
	山口　俊晴		

評価委員会

委員長	吉野　肇一		
委員	井田　和徳	坂田　　優	下田　忠和
	島田　安博	古川　俊治	前原　喜彦

目　次

付　録

日常診療で推奨される治療法選択の
アルゴリズム／CQ・推奨一覧

日常診療で推奨される治療法選択のアルゴリズム

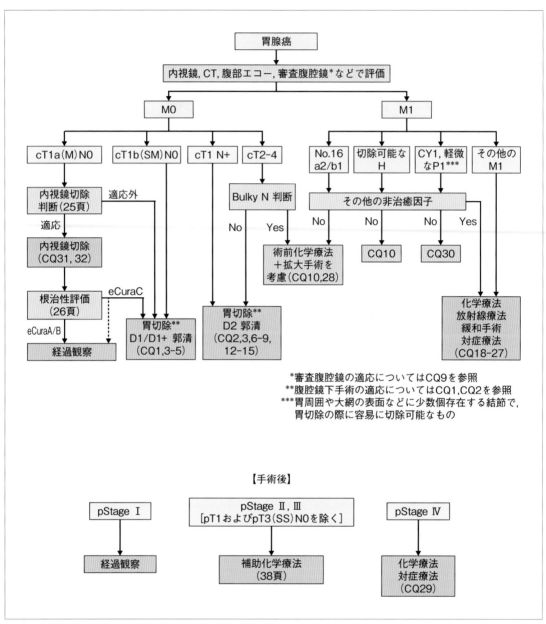

図1 日常診療で推奨される治療法選択のアルゴリズム
ただし，T/N/M および Stage の定義は，胃癌取扱い規約第15版[1]（TNM分類第8版[2]）による。

胃癌取扱い規約第 15 版の T，N，M，Stage の抜粋

N1：領域リンパ節（No. 1〜12，14v）の転移個数が 1〜2 個，N2：3〜6 個，N3a：7〜15 個，N3b：16 個以上

M1：領域リンパ節以外の転移がある（CY1 も含む）

Stage：表 1 参照

表 1　進行度分類（Stage）
臨床分類（cTNM，cStage：画像診断，審査腹腔鏡または開腹所見による総合診断）

	M0		M1
	N0	N（＋）	Any N
T1（M，SM）/T2（MP）	Ⅰ	ⅡA	
T3（SS）/T4a（SE）	ⅡB	Ⅲ	ⅣB
T4b（SI）	ⅣA		

病理分類（pTNM，pStage：胃切除後の病理所見による診断）

	M0					M1
	N0	N1	N2	N3a	N3b	Any N
T1a（M）/T1b（SM）	ⅠA	ⅠB	ⅡA	ⅡB	ⅢB	
T2（MP）	ⅠB	ⅡA	ⅡB	ⅢA	ⅢB	
T3（SS）	ⅡA	ⅡB	ⅢA	ⅢB	ⅢC	Ⅳ
T4a（SE）	ⅡB	ⅢA	ⅢA	ⅢB	ⅢC	
T4b（SI）	ⅢA	ⅢB	ⅢB	ⅢC	ⅢC	

引用文献
1）日本胃癌学会編：胃癌取扱い規約第 15 版．2017．金原出版，東京．
2）TNM Classification of Malignant Tumours Eighth Edition. Ed：Brierley JD, Gospodarowicz MK, Wittekind C. 2017, Wiley Blackwell.

CQ・推奨一覧

No.	クリニカルクエスチョン	推奨文	エビデンスの強さ
重要臨床課題1　鏡視下手術の適応			
1	cStage Ⅰ胃癌に対して腹腔鏡下手術は推奨されるか？	標準治療の選択肢の一つとして幽門側胃切除術は行うことを強く推奨する（合意率100%（8/8））。胃全摘，噴門側胃切除術は，行うことを弱く推奨する（合意率100%（8/8））。いずれの術式も内視鏡外科学会技術認定取得医ないしは同等の技量を有する術者が行う，あるいは同等の技量を有する指導者のもとで行うことを条件とする。	幽門側胃切除術：A 胃全摘，噴門側胃切除術：C
2	cStage Ⅱ，Ⅲ胃癌に対して腹腔鏡下手術は推奨されるか？	cStage Ⅱ，Ⅲ胃癌に対する腹腔鏡下手術について，現時点では明確な推奨ができない（合意率71.4%（5/7））。	C
3	胃癌に対してロボット支援下手術は推奨されるか？	cStage Ⅰ胃癌に対してはロボット支援下手術を行うことを弱く推奨する。ただし，内視鏡外科学会の技術認定を取得し，この手術に習熟した医師が行う，および内視鏡外科学会が認定したプロクターの指導下に消化器外科学会の専門医を有する医師が，施設基準を満たした施設で行うことを条件とする（合意率100%（8/8））。	C
重要臨床課題2　機能温存手術の是非			
4	胃体部の早期胃癌に対して幽門保存胃切除術は推奨されるか？	胃体部の早期胃癌に対して，幽門保存胃切除術を行うことを弱く推奨する（合意率100%（8/8））。	C
5	胃上部の早期胃癌に対して噴門側胃切除術は推奨されるか？	胃上部の早期胃癌に対して，噴門側胃切除術を行うことを弱く推奨する（合意率100%（8/8））。	C
重要臨床課題3　合併切除，拡大手術の意義			
6	進行胃癌に対する大網切除は推奨されるか？	cT3-T4胃癌に対して大網切除を行うことを弱く推奨する（合意率100%（8/8））。	C
7	上部進行胃癌に対する脾門郭清は推奨されるか？	大彎に浸潤しない腫瘍に対しては脾摘や脾門郭清を行わないことを強く推奨する（合意率100%（8/8））。大彎に浸潤する腫瘍に対しては脾摘や脾門郭清を行うことを弱く推奨する（合意率87.5%（7/8））。	大彎浸潤なし：A 大彎浸潤あり：C
重要臨床課題4　適切な進行度診断			
8	胃癌の進行度診断にPET-CT検査は推奨されるか？	胃癌の進行度診断にPET-CT検査は行わないことを弱く推奨する（合意率100%（8/8））。	C
9	進行胃癌の治療方針決定に審査腹腔鏡は推奨されるか？	腹膜播種の可能性が比較的高い進行胃癌症例に対して，治療方針決定のために審査腹腔鏡を施行することを弱く推奨する（合意率100%（8/8））。	C
重要臨床課題5　cStage Ⅳ胃癌に対する治療			
10	Oligo metastasisに対する外科治療は推奨されるか？	No.16a2/b1に限局した少数の大動脈周囲リンパ節転移に対しては，術前化学療法後の外科的切除を弱く推奨する。また，単発の肝転移は，他に非治癒切除因子がない場合，外科的切除を弱く推奨する（合意率100%（7/7））。	C
11	Conversion surgeryは推奨されるか？	Stage Ⅳ胃癌症例に対してConversion surgeryを行うことは，化学療法により一定の抗腫瘍効果が得られ，奏効が維持され，R0切除が可能と判断される条件付きで弱く推奨する（合意率100%（7/7））。	D

No.	クリニカルクエスチョン	推奨文	エビデンスの強さ
重要臨床課題6　食道胃接合部癌に対する手術			
12	食道胃接合部癌に対する手術において縦隔リンパ節郭清は推奨されるか？	cT2以深の食道胃接合部癌に対する手術において，食道浸潤長が2cm超であれば下縦隔リンパ節郭清を，食道浸潤長が4cm超であれば上中下縦隔リンパ節郭清を行うことを弱く推奨する（合意率100%（9/9））。	C
13	食道胃接合部癌に対する手術において，腹部大動脈周囲リンパ節（No. 16a2lat）郭清は推奨されるか？	食道胃接合部癌に対する手術において，腹部大動脈周囲リンパ節（No. 16a2lat）郭清の実施については明確な推奨ができない（2回投票を行ったが推奨度は決められなかった）。	C
14	食道胃接合部癌に対する手術において，噴門側胃切除は推奨されるか？	食道胃接合部癌に対する手術において，噴門側胃切除を行うことを弱く推奨する（合意率100%（9/9））。	C
重要臨床課題7　残胃癌に対する治療			
15	残胃癌に対して脾摘を伴うリンパ節郭清は推奨されるか？	残胃進行癌で大彎に浸潤する病変に対しては，脾摘を伴う脾門リンパ節郭清を行うことを弱く推奨する（合意率100%（6/6））。大彎に浸潤しない病変に対しては，行わないことを弱く推奨する（合意率100%（6/6））。	残胃進行癌で大彎に浸潤する病変：D 残胃進行癌で大彎に浸潤しない病変：D
重要臨床課題8　ERASプロトコールの意義			
16	胃切除術の周術期管理にERASプロトコールは推奨されるか？	胃切除術の周術期管理にERASプロトコールを強く推奨する（合意率100%（8/8））。	A
重要臨床課題9　術後フォローアップの意義			
17	術後計画的フォローは推奨されるか？	再発の早期発見，生存期間の延長という観点からは胃癌根治切除後に計画的フォローは有用とはいえない。ただし，再発後治療が有効である場合には生存期間の延長が得られる可能性があり，胃切除後の生活指導や胃切除術後障害への対応などを加味し，術後計画的フォローを行うことを弱く推奨する（合意率100%（8/8））。	D
重要臨床課題10　全身化学療法の適応			
18	高齢の切除不能進行・再発胃癌症例に対して化学療法は推奨されるか？	高齢の切除不能進行・再発胃癌症例では，患者の状態を慎重に評価したうえで，状態良好（fit）であれば，化学療法を行うことを強く推奨する（合意率100%（4/4））。 それ以外の場合（vulnerable/unfit）は状況が多彩であるため，明確な推奨ができない（合意率100%（4/4））。	状態良好（fit）：B それ以外の場合（vulnerable/unfit）：B
19	高度腹膜転移による経口摂取不能または大量腹水を伴う症例に対して化学療法は推奨されるか？	高度腹膜転移による経口摂取不能または大量腹水を伴う症例では，全身状態を慎重に評価したうえで化学療法を行うことを弱く推奨する（合意率100%（5/5））。	C
20	骨髄癌腫症を伴う胃癌症例に対して化学療法は推奨されるか？	骨髄癌腫症を伴う胃癌症例に対して化学療法を行うことを弱く推奨する（合意率100%（5/5））。	D
21	中枢神経転移のある胃癌症例に対して化学療法は推奨されるか？	中枢神経転移のある胃癌症例に対して，全身状態良好な症例に限り化学療法を行うことを弱く推奨する（合意率100%（5/5））。	D
22	切除不能進行・再発胃癌に対してゲノム検査に基づいた個別化医療は推奨されるか？	既治療の切除不能進行・再発胃癌に対して，がん遺伝子パネル検査で得られた遺伝子異常に基づいた治療を行うことを弱く推奨する（合意率100%（5/5））。	C

No.	クリニカルクエスチョン	推奨文	エビデンスの強さ
重要臨床課題 11　切除不能進行・再発胃癌に対する一次化学療法			
23	切除不能進行・再発胃癌の一次治療において免疫チェックポイント阻害剤は推奨されるか？	切除不能進行・再発胃癌の一次治療において免疫チェックポイント阻害剤併用の有用性を示す比較試験の結果が報告されているが，2020年9月現在，未承認であるため明確な推奨ができない（合意率100%（7/7））。	B
24	周術期補助化学療法後の再発例に対して，フッ化ピリミジン系薬剤とプラチナ系薬剤の併用療法は推奨されるか？	補助化学療法後6カ月以降の再発例には，フッ化ピリミジン系薬剤とプラチナ系薬剤の併用療法を行うことを弱く推奨する（合意率100%（5/5））。	C
重要臨床課題 12　切除不能進行・再発胃癌に対する二次化学療法			
25	切除不能・進行再発胃癌に対して増悪後の継続薬剤使用（Beyond PD）は推奨されるか？	切除不能進行・再発胃癌の化学療法において，S-1，トラスツズマブのBeyond PDは行わないことを強く推奨する（合意率100%（5/5））。	B
重要臨床課題 13　緩和的治療			
26	進行胃癌の緩和的治療として内視鏡的消化管ステント留置は推奨されるか？	がんによる胃流出路閉塞（胃幽門部および十二指腸閉塞；gastric outer obstruction）に対して，経口摂取目的に胃空腸吻合術あるいは消化管ステント留置を行うことを弱く推奨する（合意率100%（5/5））。	C
27	進行胃癌の緩和的治療としてCART（腹水濾過濃縮再静注法）は推奨されるか？	腹水貯留を伴う進行胃癌の緩和的治療としてCARTを行うことに対し，明確な推奨ができない。実施には施設設備状況や患者背景を考慮して適応を考える必要がある。腹水貯留による腹部膨満感で苦痛を伴う患者には，腹腔穿刺ドレナージにより症状の改善を図る（合意率80%（4/5））。	D
重要臨床課題 14　周術期化学療法			
28	根治切除可能な進行胃癌・食道胃接合部癌に対して術前化学療法は推奨されるか？	根治切除可能な進行胃癌・食道胃接合部癌に対する術前補助化学療法については明確な推奨ができない（合意率71.4%（5/7））。	B
29	R0手術が施行されたStage Ⅳ胃癌に対して術後補助化学療法は推奨されるか？	R0手術が施行されたStage Ⅳ胃癌に対して術後補助化学療法を行うことを弱く推奨する（合意率100%（7/7））。	C
30	胃切除されたCY1胃癌に対してフッ化ピリミジン系薬剤とプラチナ系薬剤の併用療法は推奨されるか？	胃切除されたCY1胃癌に対してフッ化ピリミジン系薬剤とプラチナ系薬剤の併用療法は行わないことを弱く推奨し（合意率100%（7/7）），S-1単剤による化学療法を弱く推奨する（合意率100%（7/7））。	併用療法：C S-1単剤：C
重要臨床課題 15　高齢者			
31	高齢者に対する内視鏡的切除は推奨されるか？	高齢者に対する内視鏡的切除は治療に伴う偶発症リスク（特に肺炎）に留意したうえで，実施することを強く推奨する（合意率100%（10/10））。	C
重要臨床課題 16　抗血栓薬服用者			
32	抗血栓薬服用者に内視鏡的切除は推奨されるか？	抗血栓薬服用者に対する内視鏡的切除は，治療に伴う利益と不利益とを十分考慮したうえで，実施することを強く推奨する（合意率89%（8/9））。	C

Ⅰ章　本ガイドラインについて

❶ 胃癌治療ガイドラインの目的・対象・使用方法

● 背 景

　胃癌はわが国で最も罹患率の高い悪性腫瘍の一つであり，2017年の統計では男性で前立腺癌に次いで2番目に多く，女性では乳癌，大腸癌，肺癌に次いで多い。胃癌は世界的に減少傾向にあるが，日本では男性で横ばい，女性ではやや減少傾向である。

　今日わが国で発見される胃癌のほぼ半数が早期癌であり，内視鏡的切除などさまざまな低侵襲治療法の開発が進む一方，進行癌に対する薬物療法の選択肢も増えてきた。しかし全国の医療機関で，これら多様化する治療法の適用には格差がある。

● 目 的

1）胃癌の治療法についての適正な適応を示す
2）胃癌治療における施設間差を少なくし，患者の予後の改善を図る
3）治療の安全性と治療成績の向上を図る
4）無駄な治療を廃して人的・経済的負担を軽減する
5）医療者と患者の相互理解に役立てる

● 対象とする利用者

　本ガイドラインが対象とする主な利用者は，胃癌治療に携わる医療機関の医師，看護師，薬剤師などの医療者である。胃癌患者とその家族にも参考となる情報を提供する。

● 対象とする患者

　本ガイドラインはわが国の胃癌患者を対象とする。

● 使用方法

　本ガイドラインは治療の適応についての目安を提供するものであり，臨床の現場において活用できる。ただし，ガイドラインに記載した適応と異なる治療法を施行することを規制するものではない。本ガイドラインは，わが国の胃癌臨床研究が本ガイドラインの推奨する治療を標準治療群に設定して計画・展開されることを期待している。

　本ガイドラインは患者に対するインフォームド・コンセントを得る場合に有用と考える。治療法の説明と同意にあたり，医師は患者とともに本ガイドラインを参照し，各治療法の位置づけと内容を平明に説明して患者の理解を得るよう努めること

が望ましい。ガイドラインで推奨する治療法と異なる治療を行おうとする場合は，なぜその治療法を選択するのかを患者に説明し，十分な理解を確認する必要がある。

　本ガイドラインの記載内容の責任は日本胃癌学会に帰するが，個々の治療の結果についての責任は治療の担当者に帰するものであり，本学会およびガイドライン委員会は責任を負わない。

❷　作成主体

　本ガイドラインの作成は日本胃癌学会理事会が決定し，同理事長が任命したガイドライン作成委員会が作成する。文献のシステマティックレビューは，別に任命されたシステマティックレビュー委員が行う。最終的にまとめられたガイドライン案を，独立したガイドライン評価委員会が評価し，患者団体からも含めたパブリックコメントを募集して広く意見を求めた後に，日本胃癌学会理事会が承認して発行する。作成にあたっては，学会総会におけるコンセンサスミーティングでの討議や，評価委員会が実施するアンケート調査結果，QI 評価結果を検討する。

❸　作成の基本方針

● 記載する内容

　本ガイドラインは，胃癌に対する手術，内視鏡的切除，薬物療法のそれぞれに関して，治療法の定義，および推奨される治療法と適応を示す。推奨される治療法の選択のために，臨床診断に沿ったアルゴリズムを作成する。また，日常臨床の参考として，胃癌手術のクリニカルパスと術後フォローアップのモデルを呈示する。

● 作成の経過

　胃癌治療ガイドラインは，2001 年の初版以来，第 2 版（2004 年），第 3 版（2010年），第 4 版（2014 年）において，いわゆる教科書形式を採用しており，十分なエビデンスまたはコンセンサスを有する治療法を本文に記述してきた。第 5 版（2018年）ではこの本文を補足するものとして，臨床上重要なクリニカル・クエスチョン（CQ）を取り上げ，推奨文とその解説を加えた。第 6 版はこの形式を継承し，本文および CQ により構成されている。さらに最新の知見を踏まえて，CQ 項目の修正や追加を行い，システマティックレビューに基づいた推奨文と解説を記述した。CQ項目の決定に先立って外科，内視鏡，化学療法それぞれのグループにおいて重要臨床課題を設定し，これに基づいて CQ を作成し，スコープにまとめた。スコープ，システマティックレビュー作業結果，CQ 設定シート，文献検索式は日本胃癌学会

ホームページに記載する。

● 他学会との調整

　胃癌治療に関しては，本学会の他にも日本消化器内視鏡学会および日本内視鏡外科学会が，また食道胃接合部癌については日本食道学会が独自のガイドラインを策定しているが，両学会のガイドライン委員の主要メンバーが本ガイドライン作成委員会に所属して情報交換しており，学会間で異なる推奨内容とならないよう調整している。

● 速報に関して

　本ガイドライン作成委員会は定期的に召集され，ガイドラインの記載に値すると考えられる新しいエビデンスが発表された場合や，ガイドラインの実臨床での利用に問題が生じたと思われる場合にこれを討議する。必要な場合は冊子体のガイドライン改訂に先んじて，作成・評価・承認の通常の手順を経て，学会ホームページ上で速報として公開する。

● 改訂について

　胃癌治療ガイドラインの改訂は理事会が決定し，上記（Ⅰ章 2．作成主体）に沿って行われる。改訂は概ね 3 年毎を目途に行う。

❹ 本ガイドラインのエビデンスレベルと推奨の強さの表記

● 本文について

　日常臨床として推奨する治療法については，本文においてアルゴリズムとともに簡潔に解説した。この記述はエビデンスに基づくことを原則としている。ただし，手術および内視鏡的治療に関する記述の多くは，胃癌研究会（1962〜1998 年）時代からのわが国独自の膨大なデータ蓄積により形成されたコンセンサスに基づいており，治療法ごとのエビデンスレベルや推奨の強弱は原則として記していない。

　一方，薬物療法に関してはわが国独自のランダム化比較試験や，わが国が参加したグローバル試験によるレベルの高いエビデンスが生まれてきた。本文では，これらのエビデンスレベルをガイドライン作成委員により厳密に吟味したうえで，「推奨されるレジメン」と「条件付きで推奨されるレジメン」に分けて記載した。

● CQ のエビデンスレベルについて

　CQ に対するエビデンスレベルは以下の様に決定した。

表1　文献のエビデンスレベル

エビデンスレベル	内容
I	システマティックレビュー/ランダム化比較試験のメタアナリシス
II	1つ以上のランダム化比較試験
III	非ランダム化比較試験
IV	分析疫学的研究
V	記述研究
VI	患者データに基づかない専門委員会や専門家個人の意見

表2　推奨決定のためのアウトカム全般のエビデンスの強さ（確実性）

A	強	効果の推定値が推奨を支持する適切さに強く確信がある。
B	中	効果の推定値が推奨を支持する適切さに中程度の確信がある。
C	弱	効果の推定値が推奨を支持する適切さに対する確信は限定的である。
D	とても弱い	効果の推定値が推奨を支持する適切さにほとんど確信できない。

（小島原典子，中山健夫，森實敏夫，山口直人，吉田雅博編集．Minds診療ガイドライン作成マニュアル2017．公益財団法人日本医療機能評価機構 EBM医療情報部．2017．P176：表5-1）

表3　推奨の強さの表現

推奨の強さ	推奨の表現
強い	「実施する」ことを強く推奨する
弱い	「実施する」ことを弱く推奨する
弱い	「実施しない」ことを弱く推奨する
強い	「実施しない」ことを強く推奨する

（小島原典子，中山健夫，森實敏夫，山口直人，吉田雅博編集．Minds診療ガイドライン作成マニュアル2017．公益財団法人日本医療機能評価機構 EBM医療情報部．2017．P180：GRADE gridによる合意形成フォーム（投票用紙）より）

　Minds診療ガイドライン作成マニュアル2017に基づき，ガイドライン作成委員によりスコープで取り上げるべきクリニカルクエスチョンを決定し，これに関連する論文を収集した。各論文の示すエビデンスレベル（表1）を基に，その総体を評価してエビデンスの強さ（確実性）（表2）を決定した。

● CQ の推奨の強さ

　エビデンス評価等を用いて推奨文草案を作成し，ガイドライン作成委員による会議により推奨の内容とその強さについて，GRADE gridによる方法に準じて合意形成を行った。

　推奨の強さを決定するためのエビデンスの確実性は表2のように判定した。

　また推奨の強さは次のように分類して記述した（表3）。

　推奨を決める際は，それぞれのクリニカルクエスチョンに関連する分野のガイドライン作成委員により投票を行った。1回の投票にて70％以上の合意が得られれば決定した。70％以上の合意が得られなかった場合，さらにガイドライン作成委員による検討を行い，再度投票を行った。それでも70％以上の合意が得られない場合，「実施すること」を強く，あるいは弱く推奨する割合が50％以上で，「実施しないこと」を推奨する割合が20％以下の場合は，「実施することを弱く推奨する」と決定し，「実施しないこと」を強く，あるいは弱く推奨する割合が50％以上で，「実施すること」を推奨する割合が20％以下の場合は，「実施しないことを弱く推奨する」と決定した。これらにも当たらない場合は「明確な推奨ができない」とした。また委員会の検討により推奨度の決定が困難なCQと考えられた場合には，「明確な推奨ができない」の選択肢も含めて投票を行い，上の手順に沿って決定した。

❺ 文献検索法

　重要臨床課題毎に共通のキーワードを基に検索式を作成した。MEDLINEおよびCochrane Libraryを検索データベースとし，2000年1月から2019年9月までの英語および日本語の文献を検索した。

　検索は国際医学情報センターが行い，文献を抽出した。これに用手検索で抽出した文献を追加して，各文献全文を入手し内容を批判的に吟味した。

❻ ガイドラインの公開

　本ガイドラインが胃癌治療の現場で広く利用されるよう小冊子として出版し，また学会のホームページなどでも公開する。さらに学術集会や市民講座などでの広報を行う。

❼ 利益相反

　ガイドライン作成委員の自己申告により利益相反の状況を確認し，日本医学会策定の診療ガイドライン策定参加資格基準ガイダンスに基づき診療ガイドラインの策定に参加する資格を有することを確認した。システマティックレビュー委員についても利益相反の状況の自己申告に基づき，同様に診療ガイドラインの策定に参加することに問題ないことを確認した。CQの投票に際しては経済的利益相反に加えて学術的利益相反についても確認し，利益相反のある委員は予め投票に参加しなかった。各委員の利益相反状況は日本胃癌学会ホームページにて開示する。

❽ 資　金

　本ガイドラインは全て日本胃癌学会が提供する資金により作成され，経済的独立性が保たれている。

Ⅱ章　治療法

A 手　術 (CQ1〜15)

❶ 手術の種類と定義

ⓐ 治癒手術における定型手術と非定型手術

1）定型手術

　主として治癒を目的とし標準的に施行されてきた胃切除術法を定型手術という。胃の 2/3 以上切除（噴門側胃切除を除く）と D2 リンパ節郭清を行う（リンパ節郭清の定義はⅡA-3（p. 18）を参照）。

2）非定型手術

　進行度に応じて切除範囲やリンパ節郭清範囲を変えて行う非定型手術には，縮小手術と拡大手術がある。

　（1）縮小手術：切除範囲やリンパ節郭清程度が定型手術に満たないもの（D1，D1 + など）。

　（2）拡大手術：① 他臓器合併切除を加える拡大合併切除手術，② D2 を超えるリンパ節郭清を行う拡大郭清手術。

ⓑ 非治癒手術

　治癒が望めない症例に対して行う手術で，その目的から緩和手術と減量手術に分けられる。

1）緩和手術（姑息手術：palliative surgery）

　治癒切除不能症例における出血や狭窄などの切迫症状を改善するために行う手術で，Stage Ⅳ症例に対する日常診療としての選択肢の一つである。腫瘍による狭窄や持続する出血に対し，安全に胃切除が行える場合は姑息的胃切除が行われるが，切除が困難または危険な場合には胃空腸吻合術などのバイパス手術が行われる。幽門狭窄を有する症例に対する外科的介入は QOL を維持し，経口摂取の改善につながること[1]，QOL が維持された症例では良好な予後が得られることが報告されている[2]。

2）減量手術（reduction surgery）

　切除不能の肝転移や腹膜転移などの非治癒因子を有し，かつ，出血，狭窄，疼痛など腫瘍による症状のない症例に対して行う胃切除術をいう。腫瘍量を減らし，症状の出現や死亡までの時間を延長するのが目的であるが，日韓合同のランダム化比較試験（REGATTA 試験）[3]では減量手術の延命効果は認められず，全身化学療法が施行可能な症例では，これを行わないことが強く推奨される。

❷ 胃の切除範囲

ⓐ 胃手術の種類

胃癌に対して行われる手術は，切除範囲の多い順に以下のようなものがある。

① 胃全摘術（Total gastrectomy：TG）

　噴門（胃食道接合部）および幽門（幽門輪）を含んだ胃の全切除。

② 幽門側胃切除術（Distal gastrectomy：DG）

　幽門を含んだ胃切除。噴門は温存。定型手術では胃の 2/3 以上切除。

③ 幽門保存胃切除術（Pylorus-preserving gastrectomy：PPG）

　胃上部 1/3 と幽門および幽門前庭部の一部を残した胃切除。

④ 噴門側胃切除術（Proximal gastrectomy：PG）

　噴門（食道胃接合部）を含んだ胃切除。幽門は温存。

⑤ 胃分節切除術（Segmental gastrectomy：SG）

　噴門，幽門を残した胃の全周性切除で，幽門保存胃切除に該当しないもの。

⑥ 胃局所切除術（Local resection：LR）

　胃の非全周性切除。

⑦ 非切除手術（吻合術，胃瘻・腸瘻造設術）

なお手術後の残胃に発生した癌に対する手術には以下のものがある。

⑧ 残胃全摘術（Completion gastrectomy）

　初回手術の術式にかかわらず，噴門または幽門を含む残胃の全切除。

⑨ 残胃亜全摘術（Subtotal resection of remnant stomach）

　噴門を温存する遠位側残胃切除。

ⓑ 胃切除範囲の決定

1）切離断端距離の確保

　治癒を目指す手術では，腫瘍の辺縁から十分な断端距離が取れるよう切除範囲を決定する。

　T2 以深の場合，限局型の腫瘍では 3 cm 以上，浸潤型では 5 cm 以上の近位側断端距離を術中判定において確保するよう努める。断端距離がこれより短く断端陽性が疑われる場合は，腫瘍に近い切離断端部の全層を迅速病理診断に提出し，断端陰性を確認することが望ましい。食道浸潤胃癌では 5 cm 以上の断端の確保は必ずしも必要ではないが，断端の迅速病理診断を行うことが望ましい。

　T1 腫瘍では，肉眼的に 2 cm 以上の切離断端距離を確保するよう努める。辺縁が不明瞭な腫瘍で切離断端が近くなることが予想される場合は，術前内視鏡生検により腫瘍辺縁を確認してマーキングを行い，術中の切除範囲の決定に供することが望

ましい。

2）切除術式の選択

cN（＋）または T2 以深の腫瘍に対する定型手術においては，通常，幽門側胃切除術か胃全摘術かの選択となる。幽門側胃切除術は，前項の近位側切離断端距離を確保できる腫瘍が適応となり，胃全摘術はこの確保が難しい腫瘍が適応となる。近位側切離断端が確保できる病変でも，膵浸潤のために膵脾合併切除が行われる場合は，必然的に胃全摘術となる。また大彎病変では，脾摘を伴う胃全摘術も考慮する。食道胃接合部領域の腺癌では噴門側胃切除も行われる（CQ14）。

cN0 の T1 腫瘍に対しては，腫瘍の位置に応じて以下の切除範囲の縮小を考慮してもよい。

① 幽門保存胃切除術（PPG）：胃中部の腫瘍で，遠位側縁が幽門から 4 cm 以上離れているもの（CQ4）。分節胃切除との区別に関しては，幽門下動静脈の支配領域を温存するものを PPG，それより口側の血管を温存するものを分節胃切除とする。

② 噴門側胃切除術（PG）：胃上部の腫瘍で，1/2 以上の胃を温存できるもの。（CQ5）

胃局所切除術および胃分節切除術は，いまだ研究的な手術法とみなすべきである。

❸ リンパ節郭清

リンパ節郭清範囲 D1/D1＋/D2 を以下のように術式ごとに定義し，その適応をⅡA-3-b（p. 20）とする。なお，食道胃接合部癌についてはⅡA-4（p. 21）を参照。

ⓐ リンパ節郭清範囲の定義

系統的リンパ節郭清範囲を，胃切除術式別に以下のように規定する。部分的に規定の範囲を超えて郭清した場合や一部のみ規定に満たない場合は，D1（＋No. 8a），D2（－No. 12a）などのように付記するが，データベース登録時はすべてを満たす D レベルに分類する。

1）胃全摘術（図 2）

D0：D1 に満たない郭清

D1：No. 1〜7

D1＋：D1＋No. 8a，9，11p

D2：D1＋No. 8a，9，11p，11d，12a

食道浸潤癌では D2 には No. 19，20，110*を追加する。

2）幽門側胃切除術（図 3）

D0：D1 に満たない郭清

D1：No. 1，3，4sb，4d，5，6，7

D1＋：D1＋No. 8a，9

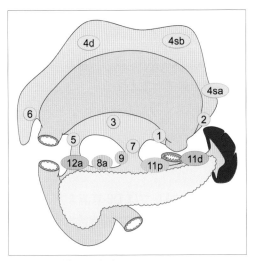

図2 胃全摘術の郭清

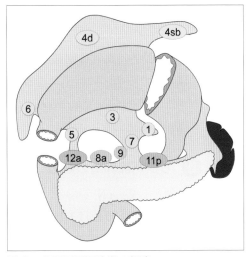

図3 幽門側胃切除術の郭清

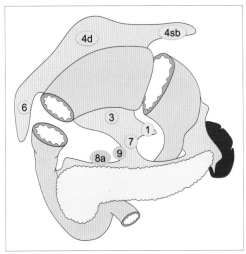

図4 幽門保存胃切除術の郭清

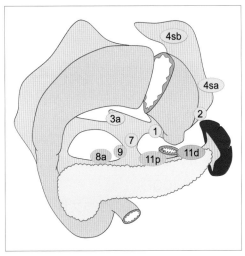

図5 噴門側胃切除術の郭清

D2：D1＋No. 8a，9，11p，12a

3）幽門保存胃切除術（図4）

D0：D1 に満たない郭清

D1：No. 1，3，4sb，4d，6**，7

D1＋：D1＋No. 8a，9

4）噴門側胃切除術（図5）

D0：D1 に満たない郭清

D1：No. 1，2，3a，4sa，4sb，7

D1＋：D1＋No. 8a，9，11p

D2：D1＋No. 8a，9，11p，11d

ただし食道浸潤癌では D2 には No. 19, 20, 110＊を追加する。

＊食道浸潤癌における胸部下部傍食道リンパ節（No. 110）は，切離断端陰性が十分に確保される範囲の食道に付着するリンパ節を郭清対象とする。
＊＊幽門保存胃切除では No. 6i の郭清が不完全になる場合もあるが，その場合でも D レベルは変更しない。

ⓑ　リンパ節郭清の適応

　原則として，cN（＋）または T2 以深の腫瘍に対しては D2 郭清を，cT1N0 腫瘍に対しては D1 または D1＋郭清を行う。術前・術中の腫瘍深達度診断には限界があり，またリンパ節転移がないことを肉眼で確認することはほぼ不可能である。疑わしい場合は原則 D2 郭清を行う。

1）D1 郭清

　EMR・ESD の対象とならない cT1a，および 1.5 cm 以下の大きさの分化型 cT1b で，cN0 のもの。

2）D1＋（「D1 プラス」）郭清

　上記以外の T1 腫瘍で cN0 のもの。

3）D2 郭清

　治癒切除可能な cT2 以深の腫瘍，および cN（＋）の cT1 腫瘍には D2 郭清を行う。胃上部の進行癌に対する胃全摘術で病変が大彎にかからない場合，脾は温存する[4]（CQ7）。

4）D2＋（「D2 プラス」）郭清

　D2 を超える拡大リンパ節郭清は非定型手術に分類される。明確なエビデンスはないが，安全に施行可能な状況では次のような術式が行われることがある。

a.　大彎に浸潤する上部胃癌に対する脾摘を伴う（または伴わない）No. 10（脾門リンパ節）郭清（D2＋No. 10）（CQ7）。

b.　下部胃癌で No. 6 に転移を有する場合の No. 14v（上腸間膜静脈リンパ節）郭清（D2＋No. 14v）。

c.　十二指腸浸潤を有する場合の No. 13（膵頭後部リンパ節）郭清（D2＋No. 13）[5]。
　　なお，No. 13 リンパ節転移は胃癌においては領域外の転移（M1）であるが，十二指腸浸潤癌では十二指腸の領域リンパ節も領域リンパ節とみなすため（TNM 分類および胃癌取扱い規約第 15 版），No. 13 転移は M1 とせず，領域転移リンパ節としてカウントする。

d.　高度リンパ節転移を有する胃癌で術前化学療法を行った後に治癒を目指して行われる No. 16（腹部大動脈周囲リンパ節）郭清（D2＋No. 16）（CQ10）。

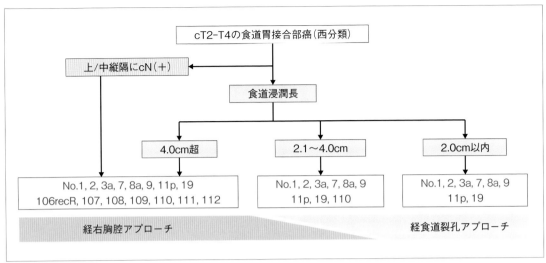

図 6　食道胃接合部癌に対する手術アプローチとリンパ節郭清のアルゴリズム

❹　食道胃接合部癌

　本ガイドラインでは，腫瘍の部位にかかわらず胃切除術式別にリンパ節郭清範囲を定義しているが，食道胃接合部癌（食道胃接合部の上下 2 cm 以内に中心をもつ腺癌・扁平上皮癌）に限っては，切除術式選択とリンパ節郭清範囲に関するコンセンサスがない。日本胃癌学会と日本食道学会では，cT2-T4 の食道胃接合部癌を対象として前向き研究を行い，リンパ節転移頻度について検討した[6]。その結果，食道浸潤長により縦隔リンパ節の転移頻度が異なり，2 cm 以下（特に 1 cm 以下）では縦隔リンパ節の転移頻度は低率であること，2.1〜4.0 cm では下縦隔（No. 110）の転移頻度は高率であるが上・中縦隔は低率であること，4 cm を超えると上・中縦隔にも転移頻度の高率なリンパ節が認められることが明らかとなった。その結果に基づき，10％以上の転移確率のある領域リンパ節を郭清するアルゴリズムとアプローチを図 6 に示す。生存の成績が得られていないため，確定された訳ではないが，現時点では cT2 以深の食道接合部癌に対しては本アルゴリズムに従うのが合理的と思われる。

ⓐ　食道・胃の切除範囲

　噴門側胃切除術（＋下部食道切除），胃全摘術（＋下部食道切除），食道切除・胃上部切除のいずれかが選択される（**CQ14**）。

ⓑ　リンパ節郭清範囲（CQ12，13）

　このアルゴリズムに従った郭清が生存の向上に寄与するかどうかは本試験の生存

追跡結果を待つ必要があるが，現時点では cT2 以深の食道胃接合部癌に対してはこれに従うのが合理的と思われる。これ以上，あるいはこれ以下の郭清を否定するものではない。ただし，食道浸潤長が 2 cm 以内の場合でも切離断端陰性が十分に確保される範囲の食道に付着する No. 110 の郭清は通常行われる。D レベルは食道浸潤を有する胃癌手術に準じるが，食道浸潤長が 4 cm を超える場合には，D2 に No. 106recR，107，108，109，111，112 を含むものとする。

❺ その他

ⓐ 迷走神経温存手術

迷走神経肝枝（前幹），腹腔枝（後幹）を温存することにより術後胆石症発生の減少，下痢の頻度の軽減，術後体重減少の早期回復など，QOL の改善に貢献するという報告がある（CQ4）。

ⓑ 大網切除

T3（SS）以深の腫瘍に対する定型手術では通常大網も切除される。T1/T2 腫瘍では，胃大網動脈から 3 cm 以上離して切除すれば，それより結腸側の大網は温存してもよい（CQ6）。現在 T3（SS）以深の腫瘍に対する大網切除に対する大網温存の非劣性を検証する試験（JCOG1711）が進行中である。

ⓒ 網嚢切除

胃後壁漿膜に腫瘍が露出した症例では，網嚢内の微小な播種病変を切除する目的で網嚢切除が行われることがあるが，大規模なランダム化試験（JCOG1001）の結果，その意義は否定された[7]。

ⓓ 他臓器合併切除（合切）

原発巣あるいは転移巣が胃の周辺臓器に直接浸潤し，これらの他臓器を合併切除することにより治癒が望める場合に行う。

ⓔ 下部食道へのアプローチ法

従来の考え方では，食道浸潤長が 3 cm 以下の胃癌では，開腹・経裂孔アプローチ法が標準であり，3 cm を超える場合には開胸アプローチを考慮するとされていた（JCOG 9502）[8]。最近報告された日本胃癌学会・日本食道学会の共同試験の結果からは，食道浸潤長 4 cm 以下であれば上・中縦隔の郭清を省略できる可能性が示唆された。よって安全な切除，再建が技術的に可能であれば食道浸潤長 4 cm 以下の症例に対しては開腹・経裂孔アプローチが推奨され得る。

f **腹腔鏡下胃切除術**

　cStage Ⅰに対する幽門側胃切除に関しては，日本，韓国で行われた大規模ランダム化比較試験（JCOG0912, KLASS-01）において，いずれも開腹胃切除に対する腹腔鏡下胃切除の生存における非劣性が検証された[9,10]。したがって，cStage Ⅰ胃癌に対しては標準治療の選択肢の一つとして腹腔鏡下幽門側胃切除術を行うことを強く推奨する。胃全摘，噴門側胃切除術に関しては，腹腔鏡下手術の安全性を検証する単アーム試験（JCOG1401）が行われ，安全性が確認された[11]。生存に関してはJCOG0912の結果が外挿可能と考えられるが，明確なデータが示されていないため，本ガイドラインでは行うことを弱く推奨する（**CQ1**）。いずれの術式も内視鏡外科学会技術認定取得医ないしは同等の技量を有する術者が行う，あるいは同等の技量を有する指導者のもとで行うことが条件とされている。

　一方，進行胃癌に対しては，日本，韓国，中国で安全性と長期成績を検討する大規模ランダム化試験が実施されている（JLSSG0901, KLASS-02, CLASS-01）。安全性に関してはすでに報告されており，腹腔鏡下手術による合併症の増加は認められなかった[12-14]。生存に関する成績はCLASS-01[15]，KLASS-02[16]で報告されており，開腹に対する非劣性が証明されている[15]。しかしながら，JLSSG0901の結果はいまだ報告されておらず，cStage Ⅱ以上の胃癌に対して腹腔鏡下幽門側胃切除を推奨する根拠は十分ではない（**CQ2**）。

g **ロボット支援下手術**

　胃癌に対するロボット支援下手術は2018年度に診療報酬にも収載されており，より高度な手術が実施可能な方法として多くの施設で実施されている。本邦からは腹腔鏡下胃切除術と比べて術後合併症を低減できるという報告がなされているが，いずれも単アームの試験や後ろ向きの比較試験であり，明確な結果は示されていない[17,18]。現在，JCOGにおいて，cT1-2N0-2胃癌におけるロボット支援下胃切除術の腹腔鏡下胃切除術に対する安全性における優越性を検証するランダム化比較試験（JCOG1907）が進行中である。現時点ではcStage Ⅰ胃癌に対してはロボット支援下手術を行うことを弱く推奨する。実施に際しては，術者および施設の基準を満たしたうえで行うことが必要である（**CQ3**）。

❻ **再建法**

　以下のような再建法が用いられる。それぞれに長短がある。これらにパウチを作成する試みもなされているが，その有用性に関してはいまだ研究段階である。

a **胃全摘術後の再建法**

・Roux-en-Y法

・空腸間置法
・double tract 法

b　幽門側胃切除術後の再建法

・Billroth Ⅰ法
・Billroth Ⅱ法
・Roux-en-Y 法
・空腸間置法

c　幽門保存胃切除術後の再建法

・胃胃吻合法

d　噴門側胃切除術後の再建法

・食道残胃吻合法
・空腸間置法
・double tract 法

B　内視鏡的切除

❶ 内視鏡的切除の種類

ⓐ EMR（Endoscopic Mucosal Resection）

　胃の粘膜病変を挙上して鋼線のスネアをかけ，高周波により焼灼切除する方法である[19,20]。

ⓑ ESD（Endoscopic Submucosal Dissection）

　高周波デバイスを用いて病巣周囲の粘膜を切開し，さらに粘膜下層を剥離して切除する方法である[21-23]。

❷ 内視鏡的切除における標本の取扱い

ⓐ 標本の取扱い

　切除標本の取扱いは，胃癌取扱い規約第15版に準ずる。

ⓑ 分化型癌と未分化型癌

　生検および内視鏡的切除後の組織像について，分化型癌と未分化型癌を区別する。胃癌取扱い規約第15版の組織型分類のうち，悪性上皮性腫瘍・一般型のpap，tub1，tub2を分化型癌とし，por1，por2，sigを未分化型癌とする。なお，SM浸潤部でmucを有する例については，分化型癌・未分化型癌どちらの由来であるかにかかわらず，現時点では未分化型に準じて取り扱う。

ⓒ 組織学的優位性およびULの評価

　分化型癌と未分化型癌が混在する場合は，優勢な組織像に従って分類する。また複数の組織型が混在する場合は，量的に優勢な組織型から順に記載する（tub1＞pap＞porなど）。ULは組織学的なULの存在をもってUL1と判定するが，ULの判定はしばしば病理学的にも困難なことがあり，術前の生検瘢痕が潰瘍瘢痕とされることがある。したがって，内視鏡やX線等の画像診断所見，さらに術前生検の有無を臨床的に考慮して，治療の方針は担当医が最終判断することが望ましい。一般的に，生検瘢痕は粘膜筋板直下の小範囲に限局した線維化としてとらえることができる[24]。しかし生検瘢痕と潰瘍瘢痕の区別ができないときはUL1と判定する。

❸ 内視鏡的切除の適応 (CQ31，32)

　本ガイドラインでは，リンパ節転移の危険性が1%未満と推定される病変を，外

科的胃切除と同等の成績が得られると考え，「絶対適応病変」として定義した。ま
た，リンパ節転移の危険性は1%未満と推定されるものの，長期予後に関するエビ
デンスに乏しい病変を「適応拡大病変」とした。さらに，胃切除が標準治療となる
病変の中にも，内視鏡切除により治癒する可能性があるものが多くあり，併存疾患
や臓器機能から外科手術を選択し難い状況があることに鑑み，こうした病変を「相
対適応病変」とした。

ⓐ 適応の原則

リンパ節転移の可能性が極めて低く[25,26]，腫瘍が一括切除できる大きさと部位に
あること。

ⓑ 適応

1）絶対適応病変

①EMR/ESD 適応病変[27-29]

・2 cm 以下の肉眼的粘膜内癌（cT1a），分化型癌，UL0，と判断される病変。

②ESD 適応病変

・2 cm を超える肉眼的粘膜内癌（cT1a），分化型癌，UL0，と判断される病変。

・3 cm 以下の肉眼的粘膜内癌（cT1a），分化型癌，UL1，と判断される病変。

・2 cm 以下の肉眼的粘膜内癌（cT1a），未分化型癌，UL0，と判断される病変。

2）適応拡大病変[30]

・絶対適応病変に対する初回治療として ESD/EMR を施行し，組織学的に分化型
癌，かつ根治度が後述の内視鏡的根治度（endoscopic curability：eCura）C-1 であ
ることが確認されたが，その後に肉眼的粘膜内癌（cT1a）で局所再発した病変。

3）相対適応病変

上記1），2）以外の病変の標準治療は外科的胃切除である。しかし，年齢や併存
症など何らかの理由で外科的胃切除を選択し難い早期胃癌の場合には，推定される
リンパ節転移率などを考慮しつつ，内視鏡的切除が選択される場合があり得る。そ
の場合は相対適応として，標準治療は外科的胃切除であること，リンパ節転移の危
険性などの説明を十分に行い，患者の理解と同意が得られた場合のみ施行する。

❹ 内視鏡的切除の根治性

⬤ 根治性の評価

EMR および ESD の根治性は，局所の切除度とリンパ節転移の可能性という2つ
の要素によって決定される。

1）内視鏡的根治度 A（eCuraA）

腫瘍が一括切除され，

　UL0 の場合，① 腫瘍径を問わず，分化型癌優位で，pT1a，HM0，VM0，Ly0，V0，② 2 cm 以下の未分化型癌優位で，pT1a，HM0，VM0，Ly0，V0。

　UL1 の場合，③ 3 cm 以下の分化型癌優位で，pT1a，HM0，VM0，Ly0，V0，であること。

　これらが満たされた場合を内視鏡的根治度 A（eCuraA）とする。ただし，① で，未分化型成分が長径で 2 cm を超えるものは内視鏡的根治度 C-2 とする。

2）内視鏡的根治度 B（eCuraB）

　腫瘍が一括切除され，3 cm 以下の分化型癌優位で，深達度が pT1b（SM1）（粘膜筋板から 500 μm 未満），であり，かつ HM0，VM0，Ly0，V0 であった場合を内視鏡的根治度 B（eCuraB）とする。

　ただし，SM 浸潤部に未分化型成分があるものは内視鏡的根治度 C-2 とする[31]。

3）内視鏡的根治度 C（eCuraC）

　上記の内視鏡根治度 A，B に当てはまらない場合を内視鏡的根治度 C（eCuraC）とする。

　① 内視鏡的根治度 C-1（eCuraC-1）

　分化型癌の一括切除で側方断端陽性または分割切除のみが内視鏡根治度 A，B の基準から外れる場合。

　② 内視鏡的根治度 C-2（eCuraC-2）

　上記，内視鏡的根治度 A，B，C-1 のいずれにも当てはまらない場合。

❺ EMR/ESD 後の治療方針

　切除後の病理診断により根治性の判定を行い，その後の方針を決定する。

ⓐ 内視鏡的根治度 A（eCuraA）の場合

　年に 1 回程度の内視鏡検査による経過観察が望ましい[32]。

ⓑ 内視鏡的根治度 B（eCuraB）の場合

　経過観察では，年に 1～2 回の内視鏡検査に加えて，腹部超音波検査，CT 検査などで転移の有無を調べることが望ましい[33]。

　a，b いずれの場合もヘリコバクター・ピロリ感染の有無を検査し，陽性者では除菌を行うことが推奨されている[34-36]。除菌後も異時性胃癌のリスクは長期にわたり継続するため，定期的な経過観察が必要である。

ⓒ 内視鏡的根治度 C（eCuraC）の場合

　① 内視鏡的根治度 C-1（eCuraC-1）

　転移の危険性は低く，この場合には，施設の方針により，患者への十分な説明と

表1 外科切除例からみた早期胃癌のリンパ節転移頻度（国立がん研究センター中央病院，がん研有明病院）[39]

深達度	潰瘍	分化型		未分化型		脈管侵襲
M	UL0	≦2 cm	>2 cm	≦2 cm	>2 cm	Ly0, V0
		0%（0/437）	0%（0/493）	0%（0/310）	2.8%（6/214）	
		0～0.7%	0～0.6%	0～0.96%	1.0～6.0%	
	UL1	≦3 cm	>3 cm	≦2 cm	>2 cm	
		0%（0/488）	3.0%（7/230）	2.9%（8/271）	5.9%（44/743）	
		0～0.6%	1.2～6.2%	1.2～5.7%	4.3～7.9%	
SM1		≦3 cm	>3 cm			
		0%（0/145）	2.6%（2/78）	10.6%（9/85）		
		0～2.6%	0.3～9.0%	5.0～19.2%		

上段：リンパ節転移率，下段：95%信頼区間

表2 ESD後追加外科切除例からみたリンパ節転移頻度（腫瘍径3 cm 超，深部断端陽性，静脈侵襲あり，SM2以深の場合にそれぞれ1点，リンパ管侵襲ありの場合に3点を付与した合計点による）[40]

合計点	リンパ節転移率	95%信頼区間
0	1.6%（1/62）	0.0-8.7%
1	2.6%（9/341）	1.2-5.0%
2	4.9%（9/185）	2.3-9.0%
3	7.4%（11/148）	3.8-12.9%
4	8.3%（11/132）	4.2-14.4%
5	19.9%（28/141）	13.6-27.4%
6	27.3%（21/77）	17.7-38.6%
7	26.7%（4/15）	7.8-55.1%

Hatta W, Gotoda T, Oyama T, et al：Am J Gastroenterol. 2017；112：874-81. より改変して引用

同意を得た後，再ESD，追加外科切除，切除時の焼灼効果（burn effect）に期待した慎重な経過観察，焼灼法（レーザー，アルゴンプラズマ凝固など）などを選択する[37]。ただし，①分化型，pT1a（M），UL1，3 cm 以下，および②分化型，pT1b（SM1），3 cm 以下，の場合には内視鏡を再検し遺残の大きさを確認し，遺残癌の大きさと ESD 標本内の癌の大きさの合計が 30 mm を超える場合は原則追加外科切除とする。また，SM 浸潤部で分割切除あるいは断端陽性になった場合にも，病理診断そのものが不確実となるため，追加外科切除とする。

② 内視鏡的根治度 C-2（eCuraC-2）

原則として追加外科切除が標準である。年齢や合併症など何らかの理由で外科的胃切除を選択しない場合には，**表1，表2**に示したようなリンパ節転移の危険性や，局所再発，遠隔転移などのデータから根治性を評価し，十分に説明する必要がある。

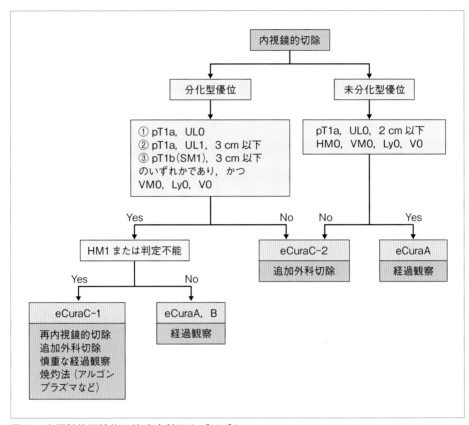

図 7　内視鏡的切除後の治療方針アルゴリズム

　また再発した場合には根治が困難であり，予後不良であることを説明し，最終的に患者の十分な理解と同意を得なければならない[38]。

C 切除不能進行・再発例に対する化学療法 (CQ18〜CQ25)

切除不能進行・再発胃癌に対する化学療法は，最近の進歩により高い腫瘍縮小効果（奏効率）を実現できるようになった。しかし，化学療法による完全治癒は現時点では困難である。国内外の臨床試験成績からは生存期間の中央値（median survival time：MST）はおおよそ 15 カ月である[41,42]。癌の進行に伴う臨床症状の改善や発現時期の遅延および生存期間の延長が当面の治療目標である。

化学療法の臨床的意義は，Performance status（PS）0-2 の症例を対象とした，抗癌剤を用いない対症療法（best supportive care：BSC）群と化学療法群との無作為化比較試験において，化学療法群における生存期間の延長が検証されたことからその意義が認められている[43-45]。また少数例ではあるが 5 年以上の長期生存も得られている。したがって，切除不能進行・再発症例あるいは非治癒切除（R2）症例に対して化学療法は第一に考慮されるべき治療法である。

❶ 切除不能進行・再発胃癌に対する化学療法の適応の原則

切除不能進行・再発症例，あるいは非治癒切除（R2）症例で，全身状態が比較的良好，主要臓器機能が保たれている場合は化学療法の適応となる。具体的な条件としては，PS 0-2 で，局所進行，遠隔リンパ節，他臓器への遠隔転移を有するなどが挙げられる。

ⓐ 適応規準の目安

化学療法実施の際には，以下の条件を参考に適応を判断する。
① 病理組織診断が確認されている。
② PS 0-2。PS 3 以上の場合には化学療法は一般的に推奨されず，安全性と効果を考慮して慎重に適応を判断する（大量の腹水や高度の腹膜播種を伴う場合には，特に安全性に配慮する）。
③ 主要臓器機能が保たれている。
④ 重篤な併存疾患を有さない。
⑤ 患者本人からのインフォームド・コンセントが得られている。

ⓑ 治療実施に関連した注意点

① 治療前には，PS，身長，体重，自覚症状，他覚所見，血液検査結果（ウイルス肝炎関連検査を含む）などの全身状態を確認し，CT などの画像で病変を評価する。
② 治療効果は CT，上部消化管内視鏡・造影検査などの適切な画像診断を用いて，治療前の画像および最も縮小の得られた時点の画像と比較し，原則として 2-3 カ

月毎に判定する。腫瘍縮小割合は，胃癌取扱い規約，Response Evaluation Criteria in Solid Tumors（RECIST）等により判定し，治療継続の参考とする。

③ 治療開始後は，それまでの治療に関わる有害事象と効果を勘案し，エビデンスのもとになった臨床試験を参照して，継続の可否および休薬，薬剤投与量変更の要否を判断する。蓄積性の有害事象（皮膚障害，味覚障害，末梢神経障害等）にも注意する。

④ B型肝炎ウイルス（HBV）キャリアおよび既感染者に対して化学療法を実施する際は，HBV再活性化の予防のため，ガイドライン＊に沿って対策を行う。

＊日本肝臓学会 肝炎診療ガイドライン作成委員会編「B型肝炎治療ガイドライン（第3.3版）」2021年1月版　6-3．HBV再活性化
https://www.jsh.or.jp/lib/files/medical/guidelines/jsh_guidlines/B_v3.3.pdf

c 治療薬剤

化学療法で主に用いられるのは，5-フルオロウラシル（5-FU），テガフール・ギメラシル・オテラシルカリウム（S-1），レボホリナートカルシウム，カペシタビン，シスプラチン，オキサリプラチン，イリノテカン，ドセタキセル，パクリタキセル，ナブパクリタキセル，トリフルリジン・チピラシル（FTD/TPI），トラスツズマブ，ラムシルマブ，ニボルマブ，ペムブロリズマブ，トラスツズマブ デルクステカンなどである。これらを用いた単独療法および併用療法は，その有用性が臨床試験によって検証されたものを使用する。

❷ 化学療法レジメンの推奨度の定義と治療アルゴリズム

本ガイドライン本文における個々の化学療法レジメンに対する「推奨度」は，臨床試験のエビデンスだけでなく，本邦における日常診療を鑑みて，以下の2つに分けた。

a 推奨されるレジメン

それぞれの臨床試験の適格規準を満たすような良好な全身状態の患者を対象として，最も推奨されると考えられるレジメン。下記のいずれかの条件を満たす。

1）国内外を問わず，比較試験によって全生存期間における優越性または非劣性が検証されるなど，臨床的有用性が確かである。

2）国内外を問わず，特定の患者集団に対する複数の臨床試験によって再現性のある有効性が示されるなど，臨床的有用性が確かであると考えられる。

3）国内外を問わず，複数の第III相比較試験によって対照群に用いられるなど，標準治療の一つであると考えられる。

ⓑ　条件付きで推奨されるレジメン

個々の患者の病態，年齢，臓器機能，合併症などの全身状態，入院の要否，通院距離・頻度，費用などの社会的要因や，副作用に対する患者の希望などの理由により，「推奨される」レジメンを用いることが困難，あるいは，それ以外のレジメンを行う方がむしろ妥当と判断される場合を想定して，下記のいずれかの条件を満たすレジメン

1)「推奨される」レジメンの使用が適切でない理由が想定可能であり，その理由となる状況での臨床的有用性があると考えられる。

2) 明らかなエビデンスはないが，本邦において日常診療で広く用いられている，他の臨床試験結果からの考察などを根拠として，臨床的有用性があると考えられる。

日本胃癌学会ガイドライン作成委員会の7名の腫瘍内科医によってコンセンサス（70％以上の一致）が得られた化学療法レジメンに限定して推奨度を最終的に決定し，本ガイドライン本文（図8，9）に記載したが，これは本ガイドラインに記載されていないレジメンを「推奨しない」ことを意味するものではなく，例えば，「推奨される」または「条件付きで推奨される」ことに対して「50％以上であるが70％未満」などの賛成が得られたレジメンについても記載していない。日常診療では，本ガイドラインに記載されていない化学療法レジメンを用いることが妥当な場合もあり，治療選択において本ガイドラインを参照する際には注意を要する。

また，高齢や臓器機能低下，合併症などにより，「推奨される」レジメンが使用困難な場合に，「推奨される」レジメンを減量やスケジュール変更して用いることと，「条件付きで推奨される」レジメンを用いることの選択については，さまざまな条件に限定された対象での臨床試験がほとんどないため優先順位をつけることはできず，個々の症例に応じて慎重に決定すべきである。また，治療決定においては，患者との共有意思決定が重要である。

❸　切除不能進行・再発胃癌に対する一次化学療法

HER2陽性胃癌におけるトラスツズマブを含む化学療法が標準治療として位置づけられていることから，一次治療前にHER2検査を行うことが強く推奨される。HER2検査の方法は，免疫組織学的検査，in situ ハイブリダイゼーション（ISH）検査である。

ⓐ　HER2 陰性胃癌

国内で実施された第Ⅲ相試験であるJCOG 9912試験[46]とSPIRITS試験[47]との結果から，S-1＋シスプラチン（SP）療法が最も推奨されるレジメンである。カペシタビン＋シスプラチン（XP）療法は，海外において5-FU＋シスプラチン（FP）療

法に対する非劣性が証明された後，標準治療の一つとして，ToGA 試験[48]や AVA-GAST 試験[19]の対照群の治療として採用され，両試験における日本人症例のサブグループ解析においてもその安全性と有効性が示されていることから，最も推奨されるレジメンである。本邦で 2014 年に保険適応となったオキサリプラチンを含む，カペシタビン＋オキサリプラチン（CapeOX）療法は，海外のエピルビシンとの併用下の第Ⅲ相試験でのサブセット解析ではあるが，FP 療法と同等以上の有効性が示されている[50]。また S-1＋オキサリプラチン（SOX）療法も，G-SOX 試験により SP 療法とほぼ同等の有効性を示した[41]。これらのオキサリプラチン併用療法は，大量の輸液を要さないなどシスプラチンを併用した SP/XP 療法よりも簡便な治療法である。さらに 5-FU＋レボホリナートカルシウム＋オキサリプラチン（FOLFOX）療法は，最近の比較試験でも対照群の治療として用いられており[51,52]，本邦でも保険償還されるようになり，選択肢になり得る。これらの FP 療法を除くフッ化ピリミジン系薬剤とプラチナ系薬剤の併用療法が切除不能進行・再発胃癌に対する一次化学療法の「推奨される」レジメン（図 8）である。

2020 年 9 月までに，胃癌の一次治療における免疫チェックポイント阻害剤の有用性について検討した 3 つのランダム化試験（KEYNOTE-062, ATTRACTION-4,

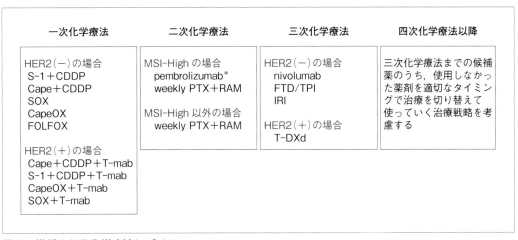

図 8　推奨される化学療法レジメン

＊MSI-High 胃癌に対し，二次化学療法で pembrolizumab を用いた場合には，三次治療以降での nivolumab の投与は推奨しない。また，三次治療以降で weekly PTX＋RAM の投与を考慮する。

注：このアルゴリズムは，それぞれのエビデンスとなった臨床試験の適格規準を満たすような良好な全身状態の患者を想定して，「推奨される」レジメンに限定して記載した。

略語：S-1：テガフール・ギメラシル・オテラシルカリウム，CDDP：シスプラチン，Cape：カペシタビン，SOX：S-1＋オキサリプラチン併用療法，CapeOX：カペシタビン＋オキサリプラチン併用療法，FOLFOX：5-フルオロウラシル＋レボホリナートカルシウム＋オキサリプラチン併用療法，T-mab：トラスツズマブ，weekly PTX：パクリタキセル毎週投与法，RAM：ラムシルマブ，FTD/TPI：トリフルリジン・チピラシル，IRI：塩酸イリノテカン，T-DXd：トラスツズマブ デルクステカン

```
                一次化学療法                        二次化学療法以降

  ┌──────────────────────┐  ┌──────────────────────────────┐
  │ HER2（－）の場合         │  │ HER2（－）の場合                    │
  │   5-FU＋CDDP          │  │   weekly PTX                  │
  │   5-FU/l-LV           │  │   weekly nab-PTX              │
  │   5-FU/l-LV＋PTX       │  │   DTX                         │
  │   S-1                 │  │   IRI                         │
  │   S-1＋DTX             │  │   RAM                         │
  │                       │  │   RAM＋IRI                     │
  │ HER2（＋）の場合         │  │   RAM＋nab-PTX                 │
  │   5-FU＋CDDP＋T-mab    │  │                               │
  │   FOLFOX＋T-mab       │  │ HER2（＋）の場合                    │
  │                       │  │   一次治療で T-mab の使用歴がない場合には，上記化学│
  │                       │  │   療法との併用を考慮可能である。           │
  └──────────────────────┘  └──────────────────────────────┘

  注意事項    ・可能であれば，フッ化ピリミジン系薬剤，プラチナ系薬剤，タキサン系薬剤，IRI，RAM，
            nivolumab，FTD/TPI を適切なタイミングで治療を切り替えて使っていく治療戦略を考慮する。
           ・ただしいずれの薬剤も，前治療で増悪した後に同じ薬剤の使用を支持するエビデンスはなく推
            奨されない。
```

図9 条件付きで推奨される化学療法レジメン
略語：5-FU：5-フルオロウラシル，CDDP：シスプラチン，l-LV：レボホリナートカルシウム，PTX：パクリタ
キセル，S-1：テガフール・ギメラシル・オテラシルカリウム，DTX：ドセタキセル，T-mab：トラスツズマブ，
FOLFOX：5-フルオロウラシル＋レボホリナートカルシウム＋オキサリプラチン併用療法，weekly PTX：パクリ
タキセル毎週投与法，weekly nab-PTX：ナブパクリタキセル毎週投与法，IRI：塩酸イリノテカン，RAM：ラム
シルマブ，nab-PTX：ナブパクリタキセル，FTD/TPI：トリフルリジン・チピラシル

CheckMate 649）が報告されている（**CQ23** 参照）。これらの試験の結果に基づき一
次治療における免疫チェックポイント阻害剤が承認されれば，一次化学療法の「推
奨される」レジメンを追加・変更する予定である。

　また，経口摂取不能，あるいは高度腹膜転移症例（中等度以上の腹水貯留や腸管
狭窄を呈している症例）や高齢者のみを対象とした臨床試験は少なく，標準的な治
療レジメンは定まっていないが，いくつかのレジメンは条件付きで推奨される
（**CQ19**）。

ⓑ HER2 陽性胃癌

　HER2 陽性の定義は，ToGA 試験では対象症例を IHC3＋または FISH 陽性とされ
ていた[48]。そのサブグループ解析で，IHC3＋，または IHC2＋かつ FISH 陽性の
HER2 高発現群に限った場合，生存期間の延長がより明確に示されたことから，実
地臨床においては，IHC3＋，または IHC2＋かつ FISH 陽性症例にトラスツズマブ
を含む化学療法を行うことが推奨される。なお進行・再発胃癌における HER2 陽性
（IHC3＋，または IHC2＋かつ FISH 陽性）の頻度は約 15％と報告されている。現時
点では 5-FU の持続静注は用いられることが少なくなったため，ToGA 試験で使わ
れたカペシタビン＋シスプラチン＋トラスツズマブ療法および第Ⅱ相試験で再現性
のある有効性が示された S-1＋シスプラチン＋トラスツズマブ療法，カペシタビ

ン＋オキサリプラチン＋トラスツズマブ療法および S-1＋オキサリプラチン＋トラスツズマブ療法も「推奨される」レジメンである[53-58]。

❹ 切除不能進行・再発胃癌に対する二次治療

　二次化学療法後においても，化学療法群とベストサポーティブケア（BSC）群との比較試験における延命効果や，治療薬剤間の比較試験における良好な成績が確認された。そのため全身状態が良好な症例では二次治療を行うことが推奨される。

　ドイツ[59]，韓国[60]，英国[61]からの報告より，化学療法群（イリノテカンもしくはドセタキセル）と BSC 群との比較において，いずれも全生存期間における化学療法群の優越性が検証された。またわが国からは，WJOG 4007 試験が報告され，イリノテカンのパクリタキセルに対する全生存期間の優越性は検証されなかったが，いずれの治療群も生存期間中央値が 9 カ月前後と良好な成績が認められた[62]。これらの単剤療法は，下記のパクリタキセル＋ラムシルマブ療法が使用できない場合などに，条件付きで推奨される。

　パクリタキセル単剤療法に対し，パクリタキセル＋ラムシルマブ療法の全生存期間における優越性が第Ⅲ相試験（RAINBOW 試験）により示されたため[63]，パクリタキセル＋ラムシルマブ療法が現時点で「推奨される」レジメンである。REGARD 試験にて二次治療以降のラムシルマブ単剤療法も BSC 群との比較で生存期間の延長を示した。以上より，何らかの理由によりパクリタキセル＋ラムシルマブ療法を用いることができない場合には，パクリタキセル，ドセタキセル，イリノテカン，ラムシルマブの単剤療法が「条件付きで推奨される」レジメンである。また，2013 年に本邦で保険承認となったナブパクリタキセル（パクリタキセル注アルブミン懸濁型）は，ABSOLUTE 試験においてナブパクリタキセル（毎週法）のパクリタキセル単剤療法に対する非劣性が検証され[64]，ラムシルマブとの併用の第Ⅱ相試験の結果から一定の有効性も確認されており，いずれも「条件付きで推奨される」レジメンである。

　一方，HER2 陽性胃癌に対する一次治療としてトラスツズマブを含む併用療法を実施した後に，二次治療においてもトラスツズマブを継続する意義については本邦で行われたランダム化試験（WJOG7112G）の結果から否定的であり，行わないことを強く推奨する（**CQ25** 参照）。現時点では HER2 陽性についても HER2 陰性と同様の二次治療が推奨される。後述するように HER2 を標的とするトラスツズマブデルクステカンによる三次治療以降の有効性が示されているものの，二次治療における有用性は進行中の臨床試験において検討される予定である。

　高頻度マイクロサテライト不安定性（MSI-High）を有する胃癌に対しては，免疫チェックポイント阻害剤の一つである抗 PD-1 抗体ペムブロリズマブの有効性が高いため，MSI 検査は二次治療前に実施することを強く推奨する。進行・再発胃癌に

おける MSI-High の頻度は約 3-5%である。ペムブロリズマブは，がん化学療法後に増悪した進行・再発の MSI-High を有する固形癌に対する治療薬として承認されている。本ガイドラインでは以下の理由により，MSI-High を有する胃癌に対するペムブロリズマブ単剤療法を二次治療以降の「推奨される」レジメンとする。(1) 胃癌を含む KEYNOTE-158 試験の解析により，比較的良好な奏効率と無増悪生存期間が得られていること。(2) 日本人を含む第Ⅲ相試験（KEYNOTE-061 試験）の MSI-High 集団のサブセット解析で，ペムブロリズマブ単剤療法のパクリタキセル単剤療法を上回る治療成績が示唆されたこと。ただし，MSI-High 集団を対象としたペムブロリズマブとパクリタキセル＋ラムシルマブ併用の直接比較はなされていない。したがって，現時点では MSI-High 胃癌患者に対して，パクリタキセルとラムシルマブ併用療法とペムブロリズマブのいずれが優先されるかは結論できない。

　2020 年 9 月現在，一次治療における免疫チェックポイント阻害剤は承認されていないものの，承認された場合には二次治療におけるペムブロリズマブ（MSI-High の場合）は，前治療において免疫チェックポイント阻害剤が使用されていない場合にのみ推奨される。

❺　切除不能進行・再発胃癌に対する三次治療以降

　二次化学療法終了後に良好な全身状態が維持されている場合には，三次化学療法を考慮すべきであるが，化学療法の適応については慎重に判断すべきである。

　全身状態の良好な症例に対する三次治療以降の化学療法としてニボルマブ，イリノテカン，FTD/TPI による化学療法を「推奨される」レジメンとする。韓国で行われた二次治療・三次治療のドセタキセルもしくはイリノテカンとの比較において，化学療法による生存延長が示され，三次治療のサブグループ解析においても有効性が示唆された。パクリタキセルとラムシルマブが二次治療として推奨されることから，イリノテカンは三次治療で用いられることが現在の主流となっている。

　ニボルマブと FTD/TPI はいずれも二つ以上の化学療法を行われた対象に対して，プラセボと比較して生存期間延長を示しており（ATTRACTION-2 試験，TAGS 試験），いずれも三次治療以降の「推奨される」レジメンである。一方でニボルマブ，イリノテカン，FTD/TPI を直接比較した試験はないため，現時点ではこれらの薬剤の優劣や適切な投与順序については明らかではない。

　HER2 に対する抗体薬物複合体であるトラスツズマブ デルクステカンは，アジアで行われたランダム化第Ⅱ相試験において，二つ以上の化学療法を行われた HER2 陽性進行胃癌に対して，標準的な化学療法（イリノテカンもしくはパクリタキセル）と比較して有意に奏効割合が高く，また生存期間を延長したことが報告された。DESTINY-Gastric01 試験においては奏効割合と生存期間の二つのエンドポイントにおいて，これらを合わせた α エラーが 0.05 未満になるように設定されており，さ

らに中間解析での優位水準を下回っているので，症例数は少ないものの，統計学的には検定ベースで延命効果が検証されたといえる。トラスツズマブ デルクステカンは，HER2 陽性例に限定してではあるが，胃癌の三次治療で化学療法と比較して生存延長が確認された唯一の薬剤であり，HER2 陽性胃癌の三次治療としてトラスツズマブ デルクステカンが推奨される。

2020 年 9 月現在，一次治療における免疫チェックポイント阻害剤は承認されていないものの，承認された場合には三次治療以降におけるニボルマブは，前治療において免疫チェックポイント阻害剤が使用されていない場合にのみ推奨される。

D 補助化学療法 (CQ28〜CQ30)

❶ 術後補助化学療法の意義

　　術後補助化学療法（adjuvant chemotherapy）は，治癒切除後の微小遺残腫瘍による再発予防を目的として行われる化学療法である。本邦では，ACTS-GC 試験により pStage Ⅱ/Ⅲ胃癌において手術単独と比較した S-1 を用いた術後補助化学療法の有効性が報告された[65,66]。その後，韓国で実施された CLASSIC 試験においてカペシタビン＋オキサリプラチン併用（CapeOX）療法の有用性（無再発生存期間の延長）が示され[67]，国内でもその安全性確認のための試験が行われた[68]。さらに，JACCRO GC-07 試験において，pStage Ⅲ胃癌を対象として S-1 に対する S-1＋ドセタキセル併用療法の優越性が示された[69]。なお，本ガイドライン作成のためのシステマティックレビュー終了後（2020 年 12 月）であるが，D2 郭清を伴う術後の pStage Ⅱ/Ⅲ症例に対する補助化学療法の第Ⅲ相試験（ARTIST2）において，S-1＋オキサリプラチン併用（SOX）療法が S-1 と比較して主要評価項目である無病生存期間を有意に延長したことが報告された[70]。

　　このように，適切な術後補助化学療法により切除術後の治癒率の向上が得られることから，pStage Ⅱ/Ⅲ胃癌に対して術後補助化学療法を行うことが推奨される。

❷ 術後補助化学療法の適応

　　JCOG1104 試験によって pStage Ⅱ胃癌に対して，S-1 の 1 年間投与が標準治療であり，その良好な治療成績（3 年無再発生存率 93.1%，3 年生存率 96.1%）[71]が示された。ACTS-GC 試験の結果と合わせて，1 年間の S-1 による術後補助化学療法が推奨される。一方，pStage Ⅲに対しては，JACCRO GC-07 試験の結果により併用療法が推奨され，S-1 単独療法は「条件付きの推奨」となる。ただし，S-1＋ドセタキセル併用療法と CapeOX 療法などのオキサリプラチン併用療法との直接比較がないため，これらの併用療法のいずれがより有効かについては現時点では結論できない。病理所見だけでなく全身状態や有害事象の発現状況を勘案した上で，適切なレジメンを選択し，適切な投与量・スケジュールの維持に努めることが重要である。

　　また，治癒切除された Stage Ⅳ胃癌に対する術後補助化学療法については，その有効性が示唆されるものの，比較試験による術後補助化学療法のエビデンスはないため，推奨度は弱い（**CQ29** 参照）。

　　さらには，厳密には補助化学療法ではないが，胃切除された CY1 症例に対する化学療法により 25% 前後の 5 年生存率が再現性をもって報告されている（**CQ30** 参照）。

❸ 術前補助化学療法

　術前補助化学療法は画像診断にて「治癒切除可能である」ことが前提であり，borderline resectable や切除不能例であったが化学療法の著効したことにより切除可能へ conversion することとは厳密に区別されるべきである。

　本邦では術後補助化学療法は多くの経験が蓄積されているが，胃癌の術後は経口摂取が低下するなどのために強力な化学療法を行うことが難しいだけでなく，合併症などにより術後補助化学療法ができない症例もある。一方，術前には強力な化学療法を行いやすいメリットがあり，治癒率の向上が期待される。しかし，術後補助化学療法は治癒切除された症例を対象とするため，組織学的な所見に基づいて適応を正確に決めることができるが，術前補助化学療法では画像診断で適応を決めるため，補助化学療法が必要でない早期癌の症例が対象となってしまうことや，逆に通常の画像検査では診断困難な腹膜転移を有する症例など切除不能な症例が対象となるデメリットがある。また，化学療法中に増悪して切除不能となるリスクや，さらには，術後合併症が増えるなどのデメリットもある。これらのメリット・デメリットを考えると，比較試験により現在の標準治療である術後補助化学療法に対する術前補助化学療法の優越性だけでなく，化学療法の副作用や過大診断の頻度，増悪して切除不能となる頻度，術後合併症発生率の差，および QOL も明らかにされなければならない。

　欧米では，術前補助化学療法が標準治療とされており，2019 年には中国，韓国から術前補助化学療法の優越性を示す結果が報告された(論文発表未)。本邦においては，「Bulky N」に対する S-1＋シスプラチン併用療法を用いた術前補助化学療法を行うことによる良好な成績が報告され標準治療とみなされているが，予後不良なスキルス胃癌に対する比較試験では S-1＋シスプラチン併用療法を用いた術前補助化学療法の優越性は示されなかった[72]。

　このように，海外の報告では術前補助化学療法の有効性は一貫して示されているが，さまざまな問題点も指摘されており，そのまま本邦の日常診療に導入することについてはコンセンサスが得られていない（**CQ28** 参照）。

E 支持・緩和医療 （CQ26～CQ27）

　　WHO は，「緩和ケア（Palliative care）とは，生命を脅かす疾患に関連する問題に直面している患者とその家族に対して，痛みとその他の身体的問題，心理社会的問題，スピリチュアルな問題を早期に同定し，適切に評価し対応することを通して，苦痛を予防し緩和することによって，患者と家族の QOL を改善するアプローチである」（WHO，2002 年）[73]と定義している。一方，ESMO（欧州臨床腫瘍学会）は Supportive care を「がんのすべての過程における，最適な快適さ，機能的，社会的に患者・家族を支援する医療」，Palliative care を「治癒が望めなくなった段階でのサポート」と定義している[74]。本邦では，がん対策推進基本計画において，支持療法を「がんそのものによる症状やがん治療に伴う副作用・合併症・後遺症による症状を軽減させるための予防，治療およびケアのこと」と定義しており，「Palliative care，Supportive care」をそのままそれぞれ「緩和ケア，支持療法」と翻訳外挿してしまうには無理がある。また，両者にはオーバーラップしている部分も大きく，包括して「支持・緩和医療」と章立てすることが相応と考える。本ガイドラインでは，今回あらたに支持・緩和医療として，胃癌で特徴的に行われている，消化管ステント留置（**CQ26**）と CART（**CQ27**）について取り上げた。もちろん，胃癌患者やその家族も他の「がん」と同様に身体的苦痛の他にも精神的，社会的苦痛およびスピリチュアルペインを種々抱えている。これらすべてのがん診療に共通した苦痛に対する緩和・支持医療は，がん診療の基本的な部分を担っている。また，苦痛の管理を中心に支持・緩和医療分野でも，多くの臨床研究が行われている。本ガイドラインの利用対象者は，取り上げた臨床疑問以外にも，苦痛に対する援助技術，コミュニケーション技術や症状管理の技術等について学ぶ必要がある。

F 胃癌手術後のクリニカルパス （CQ16）

　胃癌においても ERAS（enhanced recovery after surgery）プロトコールが広く普及しており，その有用性に関しても評価されている（**CQ16**）[75]。ERAS の導入により，早期退院が可能となることが示されている。ただし，経口摂取時期を早めることにより合併症が増加するとの報告もあり[76]，各施設において至適な時期に関して検討が必要である。特に離床に問題がない場合，第 1 病日からの飲水，第 2 病日からの soft diet の開始，第 7 病日から第 10 病日の退院が可能と思われる。

G　胃癌術後フォローアップ (CQ17)

　　胃切除後の生活指導および胃切除後症候群に対する治療を行い，再発や二次癌の早期発見のために，再発リスクに応じて計画的にフォローアップが施行されているが，術後フォローアップを行うことにより延命効果が期待できるとのエビデンスは乏しい (CQ17)[77,78]。また，定期的な術後フォローアップ方法についての前向きの研究論文はないため，適切なフォローアップ検査やフォローアップ間隔についての根拠は乏しい。しかし，いくつかの後ろ向き研究から判断して，再発，残胃癌，重複癌の発見のためには，CT検査，腫瘍マーカー（CEA＋CA19-9），内視鏡検査が有用である。腫瘍マーカーは再発時に上昇し，画像診断より2～3カ月程度先行する可能性がある[79]。また，再発・再燃時期の結果から，早期癌では図1，進行癌では図2のようにフォローアップすることを参考までに提示する。

　　術後は5年間のフォローアップを原則とするが，5年以降に再発や異時性多発癌が発見される場合もあることを念頭に[80]，自施設のみならず，紹介医，連携医，基本検診，職場検診や人間ドックなどの有効利用を個別に判断すべきである。

　　今後，術後の計画的なフォローアップが延命に寄与しているか否かについては科学的に検証していく必要がある。

術後（年月）	1カ月	6カ月	1年	1年6カ月	2年	2年6カ月	3年	4年	5年
問診，診察，PS，体重	○	○	○	○	○	○	○	○	○
検査（末梢血，生化学，CEA，CA19-9)	○	○	○	○	○	○	○	○	○
CT and/or US			○		○		○	○	○
内視鏡			○				○		○

＊必要時に施行：胸部X線，残胃造影，大腸造影，大腸内視鏡，骨シンチ，PET-CT
＊5年以降は施設や検査間隔は個別に判断する。

図1　Stage Ⅰ胃癌に対するR0術後フォローアップ

術後（年月）	1カ月	3カ月	6カ月	9カ月	1年	1年3カ月	1年6カ月	1年9カ月	2年	2年6カ月	3年	3年6カ月	4年	4年6カ月	5年
問診，診察，PS，体重	○	○	○	○	○	○	○	○	○	○	○	○	○	○	○
検査（末梢血，生化学，CEA，CA19-9)	○	○	○	○	○	○	○	○	○	○	○	○	○	○	○
CT and/or US			○		○		○			○	○		○		○
内視鏡					○						○				○
術後補助化学療法	1年間 or 6カ月														

＊必要時に施行：胸部X線，残胃造影，大腸造影，大腸内視鏡，骨シンチ，PET-CT
＊5年以降は施設や検査間隔は個別に判断する。

図2　Stage Ⅱ-Ⅲ胃癌に対するR0切除後フォローアップ

文　献

❶ 手術文献

1) Fujitani K, Ando M, Sakamaki K, et al: Multicentre observational study of quality of life after surgical palliation of malignant gastric outlet obstruction for gastric cancer. BJS Open 2017; 1: 165-74.

2) Terashima M, Fujitani K, Ando M, et al: Survival analysis of a prospective multicenter observational study on surgical palliation among patients receiving treatment for malignant gastric outlet obstruction caused by incurable advanced gastric cancer. Gastric Cancer 2021; 24: 224-31.

3) Fujitani K, Yang HK, Mizusawa J, et al: Gastrectomy plus chemotherapy versus chemotherapy alone for advanced gastric cancer with a single non-curable factor (REGATTA): a phase 3, randomised controlled trial. Lancet Oncol 2016; 17: 309-18.

4) Sano T, Sasako M, Mizusawa J, et al: Randomized Controlled Trial to Evaluate Splenectomy in Total Gastrectomy for Proximal Gastric Carcinoma. Ann Surg 2017; 265: 277-83.

5) Tokunaga M, Ohyama S, Hiki N, et al: Therapeutic value of lymph node dissection in advanced gastric cancer with macroscopic duodenum invasion: is the posterior pancreatic head lymph node dissection beneficial? Ann Surg Oncol 2009; 16: 1241-6.

6) Kurokawa Y, Takeuchi H, Doki Y, et al: Mapping of Lymph Node Metastasis From Esophagogastric Junction Tumors: A Prospective Nationwide Multicenter Study. Ann Surg 2021; 274: 120-7.

7) Kurokawa Y, Doki Y, Mizusawa J, et al: Bursectomy versus omentectomy alone for resectable gastric cancer (JCOG1001): a phase 3, open-label, randomised controlled trial. Lancet Gastroenterol Hepatol 2018; 3: 460-8.

8) Sasako M, Sano T, Yamamoto S, et al: Left thoracoabdominal approach versus abdominal-transhiatal approach for gastric cancer of the cardia or subcardia: a randomised controlled trial. Lancet Oncol 2006; 7: 644-51.

9) Kim HH, Han SU, Kim MC, et al: Effect of Laparoscopic Distal Gastrectomy vs Open Distal Gastrectomy on Long-term Survival among Patients with Stage I Gastric Cancer: the KLASS-01 Randomized Clinical Trial. JAMA Oncol 2019; 5: 506-13.

10) Katai H, Mizusawa J, Katayama H, et al: Survival outcomes after laparoscopy-assisted distal gastrectomy versus open distal gastrectomy with nodal dissection for clinical stage I A or I B gastric cancer (JCOG0912): a multicentre, non-inferiority, phase 3 randomised controlled trial. Lancet Gastroenterol Hepatol 2020; 5: 142-51.

11) Katai H, Mizusawa J, Katayama H, et al: Single-arm confirmatory trial of laparoscopy-assisted total or proximal gastrectomy with nodal dissection for clinical stage I gastric cancer: Japan Clinical Oncology Group study JCOG1401. Gastric Cancer 2019; 22: 999-1008.

12) Inaki N, Etoh T, Ohyama T, et al: A Multi-institutional, Prospective, Phase II Feasibility Study of Laparoscopy-Assisted Distal Gastrectomy with D2 Lymph Node Dissection for Locally Advanced Gastric Cancer (JLSSG0901). World J Surg 2015; 39: 2734-41.

13) Lee HJ, Hyung WJ, Yang HK, et al: Short-term Outcomes of a Multicenter Randomized Controlled Trial Comparing Laparoscopic Distal Gastrectomy With D2 Lymphadenectomy to Open Distal Gastrectomy for Locally Advanced Gastric Cancer (KLASS-02-RCT). Ann

Surg 2019; 270: 983-91.

14) Hu Y, Huang C, Sun Y, et al: Morbidity and mortality of laparoscopic versus open D2 distal gastrectomy for advanced gastric cancer: a randomized controlled trial. J Clin Oncol 2016; 34: 1350-7.

15) Yu J, Huang C, Sun Y, et al: Effect of Laparoscopic vs Open Distal Gastrectomy on 3-Year Disease-Free Survival in Patients With Locally Advanced Gastric Cancer: the CLASS-01 Randomized Clinical Trial. JAMA 2019; 321: 1983-92.

16) Hyung WJ, Yang HK, Park YK, et al: Long-Term Outcomes of Laparoscopic Distal Gastrectomy for Locally Advanced Gastric Cancer: The KLASS-02-RCT Randomized Clinical Trial. J Clin Oncol 2020; 38: 3304-13.

17) Uyama I, Suda K, Nakauchi M, et al: Clinical advantages of robotic gastrectomy for clinical stage Ⅰ/Ⅱ gastric cancer: a multi-institutional prospective single-arm study. Gastric Cancer 2019; 22: 377-85.

18) Hikage M, Tokunaga M, Makuuchi R, et al: Comparison of Surgical Outcomes Between Robotic and Laparoscopic Distal Gastrectomy for cT1 Gastric Cancer. World J Surg 2018; 42: 1803-10.

❷　内視鏡文献

19) Tada M, Murakami A, Karita M, et al: Endoscopic resection of early gastric cancer. Endoscopy 1993; 25: 445-50.

20) Inoue H, Takeshita K, Hori H, et al: Endoscopic mucosal resection with a cap-fitted panendoscope for esophagus, stomach, and colon mucosal lesions. Gastrointest Endosc 1993; 39: 58-62.

21) Hirao M, Masuda K, Asanuma T, et al: Endoscopic resection of early gastric cancer and other tumors with local injection of hypertonic saline-epinephrine. Gastrointest Endosc 1988; 34: 264-9.

22) Ono H, Kondo H, Gotoda T, et al: Endoscopic mucosal resection for treatment of early gastric cancer. Gut 2001; 48: 225-9.

23) Ono H, Hasuike N, Inui T, et al: Usefulness of a novel electrosurgical knife, the insulation-tipped diathermic knife-2, for endoscopic submucosal dissection of early gastric cancer. Gastric Cancer 2008; 11: 47-52.

24) 下田忠和, 九嶋亮治, 小野裕之:【潰瘍合併早期胃癌の診断と治療】ESD 標本における消化性潰瘍と生検瘢痕との鑑別. 胃と腸 2013; 48: 16-24.

25) Gotoda T, Yanagisawa A, Sasako M, et al: Incidence of lymph node metastasis from early gastric cancer: estimation with a large number of cases at two large centers. Gastric Cancer 2000; 3: 219-25.

26) Hirasawa T, Gotoda T, Miyata S, et al: Incidence of lymph node metastasis and the feasibility of endoscopic resection for undifferentiated-type early gastric cancer. Gastric Cancer 2009; 12: 148-52.

27) Gotoda T, Iwasaki M, Kusano C, et al: Endoscopic resection of early gastric cancer treated by guideline and expanded National Cancer Centre criteria. Br J Surg 2010; 97: 868-71.

28) Hasuike N, Ono H, Boku N, et al: A non-randomized confirmatory trial of an expanded indication for endoscopic submucosal dissection for intestinal-type gastric cancer (cT1a): the Japan Clinical Oncology Group study (JCOG0607). Gastric Cancer 2018; 21: 114-23.

29) Takizawa K, Ono H, Hasuike N, et al: A nonrandomized, single-arm confirmatory trial of expanded endoscopic submucosal dissection indication for undifferentiated early gastric cancer: Japan Clinical Oncology Group Study (JCOG1009/1010). Gastric Cancer 2021; 24:

479-91.

30）Sekiguchi M, Suzuki H, Oda I, et al：Favorable long-term outcomes of endoscopic submuco-sal dissection for locally recurrent early gastric cancer after endoscopic resection. Endos-copy 2013；45：708-13.

31）Jung DH, Bae YS, Yoon SO, et al：Poorly Differentiated Carcinoma Component in Submuco-sal Layer Should be Considered as an Additional Criterion for Curative Endoscopic Resec-tion of Early Gastric Cancer. Ann Surg Oncol 2015；22 Suppl 3：S772-7.

32）Nakajima T, Oda I, Gotoda T, et al：Metachronous gastric cancers after endoscopic resec-tion：how effective is annual endoscopic surveillance? Gastric Cancer 2006；9：93-8.

33）Gotoda T, Sasako M, Ono H, et al：Evaluation of the necessity for gastrectomy with lymph node dissection for patients with submucosal invasive gastric cancer. Br J Surg 2001；88：444-9.

34）日本ヘリコバクター学会ガイドライン作成委員会編：*H.pylori* 感染の診断と治療のガイドライン 2016 年改訂版．先端医学社，東京．

35）Fukase K, Kato M, Kikuchi S, et al：Effect of eradication of Helicobacter pylori on incidence of metachronous gastric carcinoma after endoscopic resection of early gastric cancer：an open-label, randomised controlled trial. Lancet 2008；372：392-7.

36）Choi IJ, Kook MC, Kim YI, et al：Helicobacter pylori Therapy for the Prevention of Meta-chronous Gastric Cancer. N Engl J Med 2018；378：1085-95.

37）Eguchi T, Gotoda T, Oda I, et al：Is endoscopic one piece mucosal resection essential for early gastric cancer? Dig Endosc 2003；15：113-6.

38）Takizawa K, Hatta W, Gotoda T, et al：Recurrence Patterns and Outcomes of Salvage Sur-gery in Cases of Non-Curative Endoscopic Submucosal Dissection without Additional Radi-cal Surgery for Early Gastric Cancer. Digestion 2019；99：52-8.

39）日本胃癌学会編：胃癌治療ガイドライン　医師用 2018 年 1 月改訂．第 5 版，金原出版，東京，24.

40）Hatta W, Gotoda T, Oyama T, et al：A Scoring System to Stratify Curability after Endo-scopic Submucosal Dissection for Early Gastric Cancer："eCura system". Am J Gastroen-terol 2017；112：874-81.

❸ 化学療法文献

41）Yamada Y, Higuchi K, Nishikawa K, et al：Phase Ⅲ study comparing oxaliplatin plus S-1 with cisplatin plus S-1 in chemotherapy-naïve patients with advanced gastric cancer. Ann Oncol 2015；26：141-8.

42）Kang YK, Chin K, Chung HC, et al：S-1 plus leucovorin and oxaliplatin versus S-1 plus cisplatin as first-line therapy in patients with advanced gastric cancer（SOLAR）：a ran-domised, open-label, phase 3 trial. Lancet Oncol 2020；21：1045-56.

43）Murad AM, Santiago FF, Petroianu A, et al：Modified therapy with 5-fluorouracil, doxoru-bicin, and methotrexate in advanced gastric cancer. Cancer 1993；72：37-41.

44）Glimelius B, Hoffman K, Haglund U, et al：Initial or delayed chemotherapy with best sup-portive care in advanced gastric cancer. Ann Oncol 1994；5：189-90.

45）Pyrhönen S, Kuitunen T, Nyandoto P, et al：Randomised comparison of fluorouracil, epidoxo-rubicin and methotrexate（FEMTX）plus supportive care with supportive care alone in patients with non-resectable gastric cancer. Br J Cancer 1995；71：587-91.

46）Boku N, Yamamoto S, Fukuda H, et al：Fluorouracil versus combination of irinotecan plus cisplatin versus S-1 in metastatic gastric cancer：a randomised phase 3 study. Lancet Oncol 2009；10：1063-9.

47）Koizumi W, Narahara H, Hara T, et al: S-1 plus cisplatin versus S-1 alone for first-line treatment of advanced gastric cancer（SPIRITS trial）: a phase III trial. Lancet Oncol 2008; 9: 215-21.

48）Bang YJ, Van Cutsem E, Feyereislova A, et al: Trastuzumab in combination with chemotherapy versus chemotherapy alone for treatment of HER2-positive advanced gastric or gastro-oesophageal junction cancer（ToGA）: a phase 3, open-label, randomised controlled trial. Lancet 2010; 376: 687-97.

49）Ohtsu A, Shah MA, Van Cutsem E, et al: Bevacizumab in combination with chemotherapy as first-line therapy in advanced gastric cancer: a randomized, double-blind, placebo-controlled phase III study. J Clin Oncol 2011; 29: 3968-76.

50）Cunningham D, Starling N, Rao S, et al: Capecitabine and oxaliplatin for advanced esophagogastric cancer. N Engl J Med 2008; 358: 36-46.

51）Shah MA, Bang YJ, Lordick F, et al: Effect of Fluorouracil, Leucovorin, and Oxaliplatin With or Without Onartuzumab in HER2-Negative, MET-Positive Gastroesophageal Adenocarcinoma: The METGastric Randomized Clinical Trial. JAMA Oncol 2017; 3: 620-7.

52）Yoon HH, Bendell JC, Braiteh FS, et al: Ramucirumab combined with FOLFOX as frontline therapy for advanced esophageal, gastroesophageal junction, or gastric adenocarcinoma: a randomized, double-blind, multicenter Phase II trial. Ann Oncol 2016; 27: 2196-203.

53）Kurokawa Y, Sugimoto N, Miwa H, et al: Phase II study of trastuzumab in combination with S-1 plus cisplatin in HER2-positive gastric cancer（HERBIS-1）. Br J Cancer 2014; 110: 1163-8.

54）Miura Y, Sukawa Y, Hironaka S, et al: Five-weekly S-1 plus cisplatin therapy combined with trastuzumab therapy in HER2-positive gastric cancer: a phase II trial and biomarker study（WJOG7212G）. Gastric Cancer 2018; 21: 84-95.

55）Rivera F, Romero C, Jimenez-Fonseca P, et al: Phase II study to evaluate the efficacy of Trastuzumab in combination with Capecitabine and Oxaliplatin in first-line treatment of HER2-positive advanced gastric cancer: HERXO trial. Cancer Chemother Pharmacol 2019; 83: 1175-81.

56）Yuki S, Shinozaki K, Kashiwada T, et al: Multicenter phase II study of SOX plus trastuzumab for patients with HER2（+）metastatic or recurrent gastric cancer: KSCC/HGCSG/CCOG/PerSeUS 1501B. Cancer Chemother Pharmacol 2020; 85: 217-23.

57）Takahari D, Chin K, Ishizuka N, et al: Multicenter phase II study of trastuzumab with S-1 plus oxaliplatin for chemotherapy-naïve, HER2-positive advanced gastric cancer. Gastric Cancer 2019; 22: 1238-46.

58）Ryu MH, Yoo C, Kim JG, et al: Multicenter phase II study of trastuzumab in combination with capecitabine and oxaliplatin for advanced gastric cancer. Eur J Cancer 2015; 51: 482-8.

59）Thuss-Patience PC, Kretzschmar A, Bichev D, et al: Survival advantage for irinotecan versus best supportive care as second-line chemotherapy in gastric cancer--a randomised phase III study of the Arbeitsgemeinschaft Internistische Onkologie（AIO）. Eur J Cancer 2011; 47: 2306-14.

60）Kang JH, Lee SI, Lim DH, et al: Salvage chemotherapy for pretreated gastric cancer: a randomized phase III trial comparing chemotherapy plus best supportive care with best supportive care alone. J Clin Oncol 2012; 30: 1513-8.

61）Ford HE, Marshall A, Bridgewater JA, et al: Docetaxel versus active symptom control for refractory oesophagogastric adenocarcinoma（COUGAR-02）: an open-label, phase 3 randomised controlled trial. Lancet Oncol 2014；15：78-86.

62）Hironaka S, Ueda S, Yasui H, et al：Randomized, open-label, phase Ⅲ study comparing iri-notecan with paclitaxel in patients with advanced gastric cancer without severe peritoneal metastasis after failure of prior combination chemotherapy using fluoropyrimidine plus platinum：WJOG 4007 trial. J Clin Oncol 2013；31：4438-44.

63）Wilke H, Muro K, Van Cutsem E, et al：Ramucirumab plus paclitaxel versus placebo plus paclitaxel in patients with previously treated advanced gastric or gastro-oesophageal junc-tion adenocarcinoma（RAINBOW）：a double-blind, randomised phase 3 trial. Lancet Oncol 2014；15：1224-35.

64）Shitara K, Takashima A, Fujitani K, et al：Nab-paclitaxel versus solvent-based paclitaxel in patients with previously treated advanced gastric cancer（ABSOLUTE）：an open-label, randomised, non-inferiority, phase 3 trial. Lancet Gastroenterol Hepatol 2017；2：277-87.

65）Sakuramoto S, Sasako M, Yamaguchi T, et al：Adjuvant chemotherapy for gastric cancer with S-1, an oral fluoropyrimidine. N Engl J Med 2007；357：1810-20.

66）Sasako M, Sakuramoto S, Katai H, et al：Five-year outcomes of a randomized phase Ⅲ trial comparing adjuvant chemotherapy with S-1 versus surgery alone in stage Ⅱ or Ⅲ gastric cancer. J Clin Oncol 2011；29：4387-93.

67）Bang YJ, Kim YW, Yang HK, et al：Adjuvant capecitabine and oxaliplatin for gastric cancer after D2 gastrectomy（CLASSIC）：a phase 3 open-label, randomised controlled trial. Lancet 2012；379：315-21.

68）Fuse N, Bando H, Chin K, et al：Adjuvant capecitabine plus oxaliplatin after D2 gastrectomy in Japanese patients with gastric cancer：a phase Ⅱ study. Gastric Cancer 2017；20：332-40.

69）Yoshida K, Kodera Y, Kochi M, et al：Addition of Docetaxel to Oral Fluoropyrimidine Improves Efficacy in Patients With Stage Ⅲ Gastric Cancer：Interim Analysis of JACCRO GC-07, a Randomized Controlled Trial. J Clin Oncol 2019；37：1296-304.

70）Park SH, Lim DH, Sohn TS, et al：ARTIST 2 investigators. A randomized phase Ⅲ trial comparing adjuvant single-agent S1, S-1 with oxaliplatin, and postoperative chemoradia-tion with S-1 and oxaliplatin in patients with node-positive gastric cancer after D2 resec-tion：the ARTIST 2 trial. Ann Oncol 2021；32：368-74.

71）Yoshikawa T, Terashima M, Mizusawa J, et al：Four courses versus eight courses of adju-vant S-1 for patients with stage Ⅱ gastric cancer（JCOG1104）：an open-label, phase 3, non-inferiority, randomised trial. Lancet Gastroenterol Hepatol 2019；4：208-16.

72）Terashima M, Iwasaki Y, Mizusawa J, et al：Randomized phase Ⅲ trial of gastrectomy with or without neoadjuvant S-1 plus cisplatin for type 4 or large type 3 gastric cancer, the short-term safety and surgical results：Japan Clinical Oncology Group Study（JCOG0501）. Gastric Cancer 2019；22：1044-52.

❹ 支持・緩和医療文献

73）日本緩和医療学会ウェブサイト．Available at https://www.jspm.ne.jp/proposal/

74）Cherny NI, Catane R, Kosmidis P：ESMO takes a stand on supportive and palliative care. Ann Oncol 2003；14：1335-7.

❺ 術後クリニカルパス・フォローアップ文献

75）Tanaka R, Lee SW, Kawai M, et al：Protocol for enhanced recovery after surgery improves short-term outcomes for patients with gastric cancer：a randomized clinical trial. Gastric cancer 2017; 20: 861-71.

76) Shimizu N, Oki E, Tanizawa Y, et al: Effect of early oral feeding on length of hospital stay following gastrectomy for gastric cancer: a Japanese multicenter, randomized controlled trial. Surg Today 2018; 48: 865-74.

77) Kodera Y, Ito S, Yamamura Y, et al: Follow-up surveillance for recurrence after curative gastric cancer surgery lacks survival benefit. Ann Surg Oncol 2003; 10: 898-902.

78) Park CH, Park JC, Chung H, et al: Impact of the Surveillance Interval on the Survival of Patients Who Undergo Curative Surgery for Gastric Cancer. Ann Surg Oncol 2016; 23: 539-45.

79) Takahashi Y, Takeuchi T, Sakamoto J, et al: The usefulness of CEA and/or CA19-9 in monitoring for recurrence in gastric cancer patients: a prospective clinical study. Gastric Cancer 2003; 6: 142-5.

80) Lee JH, Kim HI, Kim MG, et al: Recurrence of gastric cancer in patients who are disease-free for more than 5 years after primary resection. Surgery 2016; 159: 1090-8.

Ⅲ章　資　料

クリニカル・クエスチョン（CQ）

重要臨床課題 1　鏡視下手術の適応

CQ 1　cStage Ⅰ 胃癌に対して腹腔鏡下手術は推奨されるか？（幽門保存胃切除については CQ 4 を参照）

推奨文
> 標準治療の選択肢の一つとして幽門側胃切除術は行うことを強く推奨する。（合意率 100%（8/8），エビデンスの強さ A）
> 胃全摘，噴門側胃切除術は，行うことを弱く推奨する。（合意率 100%（8/8），エビデンスの強さ C）
> いずれの術式も内視鏡外科学会技術認定取得医ないしは同等の技量を有する術者が行う，あるいは同等の技量を有する指導者のもとで行うことを条件とする。

解説
　本 CQ に対する推奨の作成を行ううえで，臨床病期Ⅰ期胃癌を対象とする開腹胃切除に対する腹腔鏡下胃切除術を行った場合の，合併症発生率・再発率・生存期間をアウトカムとして設定した。

　MEDLINE で "Gastric cancer"，"Stomach neoplasms"，"Gastrectomy"，"Laparoscopy"，"Robotic surgical procedures"，"Stage 1"，"Stage 2"，"Stage 3" "Quality of life（QOL）"，"Length of stay"，"Postgastrectomy syndrome" のキーワードで検索した。Cochrane Library も同様のキーワードで検索した。検索期間は 2000 年 1 月から 2019 年 9 月までとした。上記のキーワードにて 545 編（Cochrane Library 190 編，MEDLINE 355 編）が抽出された。これにハンドサーチ 4 編を加えた 549 編より，一次スクリーニングで 172 編，二次スクリーニングで 32 編の論文が抽出された。

　幽門側胃切除術における長期生存については 2 つの RCT の報告[1,2]があり，JCOG0912 試験において，主要評価項目の 5 年無再発生存率は腹腔鏡下手術で 95.1%，開腹術で 94.0% であり，腹腔鏡下幽門側胃切除術（LADG）は開腹幽門側胃切除術（ODG）に非劣性であることが示された。どちらの群も治療関連死は認められず，晩期術後合併症についても両群に有意差を認めず，安全性も証明された。本試験の術後短期成績については，ODG と LADG で有意差を認めず，安全性がすでに確認され[3]，今回，長期成績も LADG の非劣性が証明された[1]。また，韓国の大規模ランダム化比較試験（KLASS-01）においても，cStage Ⅰ 胃癌における LADG の非劣性が証明された[2]。

　しかし，これらの試験の結果は適応症例も，医療者側（施設，術者）にも厳格な

適格規準が定められており，その結果をわが国全体の日常診療に外挿するには注意が必要である。

　日本全体のリアルワールドで腹腔鏡下胃切除術の安全性を開腹胃切除術と比較，検証するために，NCD のビッグデータを利用して，日本胃癌学会による後ろ向き研究と，日本内視鏡外科学会/腹腔鏡下胃切除研究会による前向き研究とが行われた。

　後ろ向き研究として，2012 年 1 月から 2013 年 12 月に登録された症例について，Stage I と Stage II-IV に分け，傾向スコアマッチングにより検討された。幽門側胃切除について，計 70,346 例が登録され，マッチングにより Stage I（ODG・LADG 群：各 14,386 例），Stage II-IV（ODG・LADG 群：各 3,738 例）が解析された[4]。すべての Stage において死亡率に有意差は認めなかった。一方，Stage I では LADG 群に有意にグレード B 以上の膵液漏が多くみられた（0.8% vs. 1.0%）。

　前向き研究として，2014 年 8 月から 2015 年 7 月を登録期間とし，対象が日本全体の代表的なサンプル集団となるように，地域と都市，施設規模と種類から層別化ランダム抽出が行われた。幽門側胃切除では，計 5,261 例（ODG 1,890 例，LADG 3,371 例）が登録され，傾向スコアマッチングにより各群 1,067 例が抽出された。術後合併症発生率，死亡率ともに ODG と同等であったが，グレード B 以上の膵液漏が LADG に有意に多くみられ[5]，前向き研究と同様の結果となった（1.0% vs. 2.2%）。ただし，NCD データは，いずれも長期成績については明らかでなく，実臨床での長期成績についての解析が待たれる。

　以上より幽門側胃切除の対象となる cStage I に対して，LADG が外科的治療の標準的な選択肢の一つとなり得ると考えられる。しかし，日常診療では膵液漏が開腹手術よりも増加するという報告もあることから，LADG を行う場合は，内視鏡外科学会技術認定取得医ないしは同等の技量を有する術者が行う，あるいは同等の技量を有する指導者のもとで行うことを条件とする。

　cStage I 胃上部胃癌の外科的治療の選択肢の一つとして腹腔鏡補助下胃全摘術（LATG）および腹腔鏡補助下噴門側胃切除術（LAPG）を弱く推奨する。

　JCOG1401 試験において主要評価項目である Grade 2-4 の食道空腸吻合部の縫合不全発生割合が 2.5% であり LATG/LAPG の安全性が証明された[6]。また，在院中の Grade 3-4 の全合併症発生割合は 29% であり，治療関連死は認めなかった。また，韓国における同様の試験（KLASS-03）においても，cStage I 胃癌における LATG の安全性が証明された[7]。しかし，これら試験においても，執刀医または指導的助手は，JCOG0912 試験と同様に厳格に規定されていた。

　そして，食道胃接合部癌は含まれておらず，食道胃接合部癌に関する安全性は保証されていない。さらに，JCOG1401 試験における LAPG は食道空腸吻合を含む術式に限定されていた。その他の再建方法，特に食道残胃吻合に関する成績は示されていないことにも注意が必要である。また，いずれの試験でも長期成績の評価は未

確定である。

　LADG と同様に NCD のビッグデータを用いた後ろ向き [8]，前向きの研究が行われており [9]，特に後ろ向きの研究では LATG において縫合不全の発生割合が有意に高いことが報告されている（3.60％vs 5.70％，p＝0.002）。したがって特に導入初期には合併症が多いことには留意しなければならない。

　以上より cStage Ⅰ の胃癌患者に対する LATG，LAPG は，術後合併症を含めた安全性に関する evidence はあるが，長期成績の evidence はなく，標準治療の一つとして内視鏡外科学会技術認定取得医ないしは同等の技量を有する術者が行う，あるいは同等の技量を有する指導者のもとで行うことを条件とし，行うことを弱く推奨する。

引用文献

[1] Katai H, Mizusawa J, Katayama H, et al：Randomized phase Ⅲ trial of laparoscopy-assisted versus open distal gastrectomy with nodal dissection for clinical stage Ⅰ A/ Ⅰ B gastric cancer （JCOG0912）. J Clin Oncol 2019；37：4020.

[2] Kim HH, Han SU, Kim MC, et al：Effect of Laparoscopic Distal Gastrectomy vs Open Distal Gastrectomy on Long-term Survival among Patients with Stage Ⅰ Gastric Cancer：the KLASS-01 Randomized Clinical Trial. JAMA oncol 2019；5：506–13.

[3] Katai H, Mizusawa J, Katayama H, et al：Short-term surgical outcomes from a phase Ⅲ study of laparoscopy-assisted versus open distal gastrectomy with nodal dissection for clinical stage Ⅰ A/ Ⅰ B gastric cancer：japan Clinical Oncology Group Study JCOG0912. Gastric cancer 2017；20：699–708.

[4] Yoshida K, Honda M, Kumamaru H, et al：Surgical outcomes of laparoscopic distal gastrectomy compared to open distal gastrectomy：A retrospective cohort study based on a nationwide registry database in Japan. Ann Gastroenterol Surg 2018；2：55–64.

[5] Hiki N, Honda M, Etoh T, et al：Higher incidence of pancreatic fistula in laparoscopic gastrectomy. Real-world evidence from a nationwide prospective cohort study. Gastric Cancer 2018；21：162–70.

[6] Katai H, Mizusawa J, Katayama H, et al：Single-arm confirmatory trial of laparoscopy-assisted total or proximal gastrectomy with nodal dissection for clinical stage Ⅰ gastric cancer：Japan Clinical Oncology Group study JCOG1401. Gastric Cancer 2019；22：999–1008.

[7] Hyung WJ, Yang HK, Han SU, et al：A feasibility study of laparoscopic total gastrectomy for clinical stage Ⅰ gastric cancer：a prospective multi-center phase Ⅱ clinical trial, KLASS 03. Gastric Cancer 2019；22：214–22.

[8] Kodera Y, Yoshida K, Kumamaru H, et al：Introducing laparoscopic total gastrectomy for gastric cancer in general practice：a retrospective cohort study based on a nationwide registry database in Japan. Gastric Cancer 2019；22：202-13.

CQ 2　　cStage Ⅱ，Ⅲ胃癌に対して腹腔鏡下手術は推奨されるか？

推奨文

cStage Ⅱ，Ⅲ胃癌に対する腹腔鏡下手術について，現時点では明確な推奨ができない。

（合意率 71.4%（5/7），エビデンスの強さ C）

解説　　MEDLINE で "Gastric cancer"，"Stomach neoplasms"，"Gastrectomy"，"Laparoscopy"，"Robotic surgical procedures"，"Stage 1"，"Stage 2"，"Stage 3" "Quality of life（QOL）"，"Length of stay"，"Postgastrectomy syndrome" のキーワードで検索した。Cochrane Library も同様のキーワードで検索した。検索期間は2000年1月から2019年9月までとした。上記のキーワードにて545編（Cochrane Library 190編，MEDLINE 355編）が抽出された。一次スクリーニングで110編，二次スクリーニングで11編の論文が抽出された。さらに2019年10月から2020年9月までに発表された論文からハンドサーチで1編を追加した。内容は7編のランダム化比較試験（RCT, 5編は幽門側胃切除術のみ），1つのメタアナリシス（1編の RCT, 13編の非 RCT を含む），3編の後方視的観察研究であった。

　幽門側胃切除術における長期成績については3編の RCT の報告があり，中国では大規模な第Ⅲ相試験（CLASS-01 試験　計1,039例）が行われ，3年無再発生存率は腹腔鏡下手術で76.5%，開腹術で77.8%であり，腹腔鏡下幽門側胃切除術は開腹幽門側胃切除術に非劣性であることが示された。3年再発率でも腹腔鏡下手術18.3%，開腹術16.3%で差はなく，再発部位の検討でも差はなかった[1]。韓国での COACT1001 試験は第Ⅱ相で計196例の小規模なものであったが，3年無再発生存率は腹腔鏡下手術で80.1%，開腹術81.9%であり有意差はなかった。ステージ別の検討でも差を認めなかった[2]。韓国では進行胃癌に対する大規模な第Ⅲ相試験（KLASS-02 試験　計1,050例）が行われ，3年無再発生存率は腹腔鏡下手術で80.9%，開腹術で81.3%であり，腹腔鏡下幽門側胃切除術は開腹幽門側胃切除術に非劣性であることが報告された[3]。しかし，解析対象集団の変更に関して対象集団の定義の妥当性に関する疑問，別集団（論文中では ITT と表現）では negative で結果が安定していないなど，統計学的観点から本試験で腹腔鏡下手術の非劣性が証明されたとは判断できないとの指摘もある。胃全摘を含めた長期成績については1編の小規模の RCT（計96例）[4]，1編のメタアナリシス[5]，2編の観察研究[6,7]しかないが，胃全摘を含む報告でも無再発生存期間および全生存期間において腹腔鏡下手術と開腹術で有意差はなかった。

　術後合併症は3編の幽門側胃切除術における RCT で腹腔鏡下手術と開腹術で有意差はなかった[2,8,9]。しかし中国での CLASS-01 試験では腹腔鏡下手術で縫合不全が多い傾向があった[7]。胃全摘を含む他の2編の RCT でも術後合併症に有意差は

なかった[4,10]。また非 RCT を多く含むメタアナリシスでは腹腔鏡下手術は開腹術より術後合併症が有意に少なかった[5]。本邦の幽門側胃切除術における RCT（JLSSG0901 試験）は第Ⅱ相部分の腹腔鏡下手術の術後合併症について公表されているが，重篤なものは非常に少なかった[11]。しかし本邦の 2012 年から 2013 年の National clinical database（NCD）を用いた胃全摘術の観察研究では，腹腔鏡下手術は開腹術に比して縫合不全が有意に多かった[12]。

　本邦では JLSSG0901 試験（計 507 例，2021 年 8 月追跡調査終了）は，近日中に結果が公開される予定である。JLSSG0901 試験における腹腔鏡下手術群での出血量点推定値は 30 mL，手術時間点推定値は 296 分と報告されており，これらは，CLASS-01 試験（出血量 105.5 mL/手術時間 217.3 分）や KLASS-02 試験（出血量 152.4 mL/手術時間 227 分）と大きく異なっていた。CLASS-01 試験や KLASS-02 試験における腹腔鏡下手術は，JLSSG0901 試験に比し，出血量や手術時間の点で開腹手術との差が小さく，本邦とは手技の詳細が異なっている可能性も示唆される。

　以上より，CLASS-01 試験や KLASS-02 試験の結果を本邦に外挿し腹腔鏡下手術を推奨する根拠は現時点では十分ではなく，JLSSG0901 試験の結果を待つ必要があり，現時点では明確な推奨ができない。

引用文献

[1] Yu J, Huang C, Sun Y, et al: Effect of Laparoscopic vs Open Distal Gastrectomy on 3-Year Disease-Free Survival in Patients With Locally Advanced Gastric Cancer: the CLASS-01 Randomized Clinical Trial. JAMA 2019; 321: 1983-92.

[2] Park YK, Yoon HM, Kim YW, et al: Laparoscopy-assisted versus Open D2 Distal Gastrectomy for Advanced Gastric Cancer: Results From a Randomized PhaseⅡ Multicenter Clinical Trial（COACT 1001）. Ann Surg 2018; 267: 638-45.

[3] Hyung WJ, Yang HK, Park YK, et al: Long-Term Outcomes of Laparoscopic Distal Gastrectomy for Locally Advanced Gastric Cancer: The KLASS-02-RCT Randomized Clinical Trial. J Clin Oncol 2020; 38: 3304-13.

[4] Cai J, Wei D, Gao CF, et al: A prospective randomized study comparing open versus laparoscopy-assisted D2 radical gastrectomy in advanced gastric cancer. Dig Surg 2011; 28: 331-7.

[5] Zou ZH, Zhao LY, Mou TY, et al: Laparoscopic vs open D2 gastrectomy for locally advanced gastric cancer: a meta-analysis. World J Gastroenterol 2014; 20: 16750-64.

[6] Leung K, Sun Z, Nussbaum DP, et al: Minimally invasive gastrectomy for gastric cancer: A national perspective on oncologic outcomes and overall survival. Surg Oncol 2017; 26: 324-30.

[7] Li Z, Liu Y, Hao Y, et al: Surgical and long-term oncologic outcomes of laparoscopic and open gastrectomy for serosa-positive（pT4a）gastric cancer: A propensity score-matched analysis. Surg Oncol 2019; 28: 167-73.

[8] Hu Y, Huang C, Sun Y, et al: Morbidity and mortality of laparoscopic versus open D2 distal gastrectomy for advanced gastric cancer: a randomized controlled trial. J Clin Oncol 2016; 34: 1350-7.

[9] Wang Z, Xing J, Cai J, et al: Short-term surgical outcomes of laparoscopy-assisted versus

open D2 distal gastrectomy for locally advanced gastric cancer in North China: a multi-center randomized controlled trial. Surg Endosc 2019; 33: 33-45.

[10]Shi Y, Xu X, Zhao Y, et al: Short-term surgical outcomes of a randomized controlled trial comparing laparoscopic versus open gastrectomy with D2 lymph node dissection for advanced gastric cancer. Surg Endosc 2018; 32: 2427-33.

[11]Inaki N, Etoh T, Ohyama T, et al: A Multi-institutional, Prospective, Phase II Feasibility Study of Laparoscopy-Assisted Distal Gastrectomy with D2 Lymph Node Dissection for Locally Advanced Gastric Cancer (JLSSG0901). World J Surg 2015; 39: 2734-41.

[12]Kodera Y, Yoshida K, Kumamaru H, et al: Introducing laparoscopic total gastrectomy for gastric cancer in general practice: a retrospective cohort study based on a nationwide registry database in Japan. Gastric Cancer 2019; 22: 202-13.

CQ 3　胃癌に対してロボット支援下手術は推奨されるか？

推奨文

cStage I 胃癌に対してはロボット支援下手術を行うことを弱く推奨する。ただし，内視鏡外科学会の技術認定を取得し，この手術に習熟した医師が行う，および内視鏡外科学会が認定したプロクターの指導下に消化器外科学会の専門医を有する医師が，施設基準を満たした施設で行うことを条件とする。（合意率 100％（8/8），エビデンスの強さ C）

解説　　本 CQ のアウトカムとして「再発」，「生存」，「術後合併症」を設定し，PubMed，Cochrane Library でキーワードを "Robotics"，"Gastrectomy"，"Stomach Neoplasms"，"Cost-Benefit"，"Quality of Life"，"Post Gastrectomy Syndromes" とし，文献検索を行い，510 編が抽出された。一次スクリーニングで 78 編，二次スクリーニングで 26 編の論文が抽出された。

胃癌に対するロボット支援下胃切除（Robotic Gastrectomy, RG）と腹腔鏡下胃切除（Laparoscopic Gastrectomy, LG）の成績を比較した研究のほとんどは，単施設の小規模後ろ向き研究[1] やそれらを用いたシステマティックレビュー[2]，メタアナリシス[3] である。

多施設共同前向き試験は術後合併症等の術後短期成績を検討した韓国の cT1-3 かつ extraperigastric lymph node 転移陰性を対象とした非ランダム化比較試験（NCT01309256）[4] および，本邦で行われた cStage I/II を対象とした先進医療 B「内視鏡下手術用ロボットを用いた腹腔鏡下胃切除術」[5] の 2 つのみである。韓国での非ランダム化比較試験（NCT01309256）では，術後全合併症率が RG 13.5％，LG 14.2％（p＝0.817）であり，Clavien-Dindo 分類 IIIa 以上の合併症が RG 1.3％，LG 1.4％（p＝0.999）と両群で同等であったと報告している。本邦での先進医療 B では Clavien-Dindo IIIa 以上の合併症率が RG で 2.45％であり，ヒストリカルコントロールの LG での 6.4％と比較して有意に低減した（p＝0.018）と報告している。現在

JCOG において，cT1-2N0-2 胃癌におけるロボット支援下胃切除術の腹腔鏡下胃切除術に対する安全性における優越性を検証するランダム化比較試験が進行中である。

　術後合併症に関する後ろ向き研究は相当数あり，その頻度は RG と LG は同等であるという報告が多い[6-8]が，本邦からの論文では先進医療 B と同様に，RG は LG に比べ術後合併症が減少するという報告[9,10]が散見される。

　再発率や生存期間等の長期成績は RG と LG は同等であるという後ろ向き観察研究が少数あるのみである。また，RG の比較対象である LG の長期成績に関しては，cStageⅠを対象とした JCOG0912, KLASS-01 により開腹幽門側胃切除術に対する腹腔鏡下幽門側胃切除術の非劣性が証明されているが，cStageⅡ以上に関しては進行胃癌を対象とした安全性と長期成績を検討する JLSSG0901 の結果を待つ必要がある。

　その他の知見として，RG は LG と比較して，出血量は同等または低下，手術時間は延長，摘出リンパ節個数は同等という報告がある。ラーニングカーブが RG では短縮され，医療費は RG でより高額になるという報告もある。

　以上より，RG は LG と同等の安全性と合併症軽減の可能性を有するものの，長期成績については不明である。したがって，施設基準を満たした施設において，内視鏡外科学会の技術認定を取得し，この手術に習熟した医師が行う，ないしは内視鏡外科学会が認定したプロクターの指導下に消化器外科学会の専門医を有する医師が行うことを条件として，cStageⅠに対しては RG を施行することを考慮してもよいが，患者に対しては，長期成績の不確実性を含めて十分な説明を行うことが望ましい。

引用文献

[1] Kubota T, Ichikawa D, Kosuga T, et al: Does Robotic Distal Gastrectomy Facilitate Minimally Invasive Surgery for Gastric Cancer? Anticancer Res 2019; 39: 5033-8.

[2] Hyun MH, Lee CH, Kim HJ, et al: Systematic review and meta-analysis of robotic surgery compared with conventional laparoscopic and open resections for gastric carcinoma. Br J Surg 2013; 100: 1566-78.

[3] Chen K, Pan Y, Zhang B, et al: Robotic versus laparoscopic Gastrectomy for gastric cancer: a systematic review and updated meta-analysis. BMC Surg 2017; 17: 93.

[4] Kim HI, Han SU, Yang HK, et al: Multicenter Prospective Comparative Study of Robotic Versus Laparoscopic Gastrectomy for Gastric Adenocarcinoma. Ann Surg 2016; 263: 103-9.

[5] Uyama I, Suda K, Nakauchi M, et al: Clinical advantages of robotic gastrectomy for clinical stageⅠ/Ⅱ gastric cancer: a multi-institutional prospective single-arm study. Gastric Cancer 2019; 22: 377-85.

[6] Yang SY, Roh KH, Kim YN, et al: Surgical Outcomes After Open, Laparoscopic, and Robotic Gastrectomy for Gastric Cancer. Ann Surg Oncol 2017; 24: 1770-7.

[7] Obama K, Kim YM, Kang DR, et al: Long-term oncologic outcomes of robotic gastrectomy for gastric cancer compared with laparoscopic gastrectomy. Gastric Cancer 2018; 21: 285-95.

[8] Liu HB, Wang WJ, Li HT, et al: Robotic versus conventional laparoscopic gastrectomy for gastric cancer: A retrospective cohort study. Int J Surg 2018; 55: 15-23.

[9] Suda K, Man-I M, Ishida Y, et al: Potential advantages of robotic radical gastrectomy for gastric adenocarcinoma in comparison with conventional laparoscopic approach: a single institutional retrospective comparative cohort study. Surg Endosc 2015; 29: 673-85.

[10] Nakauchi M, Suda K, Susumu S, et al: Comparison of the long-term outcomes of robotic radical gastrectomy for gastric cancer and conventional laparoscopic approach: a single institutional retrospective cohort study. Surg Endosc 2016; 30: 5444-52.

重要臨床課題 2 ▶ 機能温存手術の是非

CQ 4 　胃体部の早期胃癌に対して幽門保存胃切除術は推奨されるか？

推奨文　胃体部の早期胃癌に対して，幽門保存胃切除術を行うことを弱く推奨する。（合意率 100%（8/8），エビデンスの強さ C）

解説　　本 CQ のアウトカムとして「再発率の増加」，「術後合併症の増加」，「術後後遺障害の軽減」，「術後 QOL の維持」，「体重減少の抑制」を設定し，"pylorus-preserving gastrectomy"，"early gastric cancer"，"quality of life"，"nutritional status"，"lymph node dissection"，"infrapyloric lymph node" をキーワードとして文献検索を行った。抽出された 122 編（MEDLINE 88 編，Cochrane Library 28 編，ハンドサーチ 6 編）を一次採択で 41 編に絞り込み，うち 14 文献を二次採択して本 CQ に対するシステマティックレビューを行った。

　胃体部の早期胃癌に対する術式の一つとして，幽門保存胃切除術（Pylorus-preserving gastrectomy, PPG）が挙げられる。PPG は胃上部 1/3 と幽門および幽門下動静脈の支配領域にあたる幽門前庭部の一部を残した胃切除であり，幽門から腫瘍遠位側までの距離が 4 cm 以上[1-5]の M 領域早期胃癌を適応とする縮小手術である。通常，75 歳を超える高齢者や，食道裂孔ヘルニア，逆流性食道炎を有する患者には実施されない[2]。PPG のアウトカムを幽門側胃切除術（Distal gastrectomy, DG）と比較した報告は，小規模な前向きランダム化試験の 1 編[6]を除いてすべて観察研究であり，全体的なエビデンスレベルは強いとはいえない。

　腫瘍学的には，PPG を実施された患者の 5 年生存割合は全生存期間 97-98％と良好な結果が報告されている[2-5]。傾向スコアマッチングによる T1N0 を対象とした DG との比較でも 5 年生存，3 年無再発生存率で差がないことが報告され[7]，腹腔鏡手術でも同様の結果が示されている[3]。No. 5 あるいは No. 6 リンパ節郭清が不十分になることが危惧されるが，M 領域早期胃癌からの同領域への転移は極めて少なく[1,8]，特に幽門下動静脈に沿う No. 6i 郭清の重要性は低いことが報告されている[8]。

　術後障害や QOL に関する，PGSAS などを用いて行った後方視的アンケート調査

の結果によると，PPG では DG に比較して，下痢やダンピング症状が軽度であること [9-12]，術後栄養状態が良好で [2] 体重減少が抑えられること [9,11] や胆石発生が少ないこと [3] が報告されている。近位側残胃の大きさが機能温存効果に影響することが示されているが [13]，迷走神経腹腔枝の温存については重要であるとする報告 [11] と必須ではないとする報告があり [14]，一定の見解が得られていない。一方，PPG に特徴的な合併症として食物排出遅延が 6-8%にみられ [3-5]，PPG によって期待できる益がこれを確実に上回るものであるという証明は現時点でなされていない。

　以上より害と益のバランス，エビデンスレベルの強さを勘案し，「胃体部の早期胃癌に対して PPG を行うことを弱く推奨する」とした。

引用文献

[1] Kim BH, Hong SW, Kim JW, et al: Oncologic safety of pylorus-preserving gastrectomy in the aspect of micrometastasis in lymph nodes at stations 5 and 6. Ann Surg Oncol 2014; 21: 533-8.

[2] Tsujiura M, Hiki N, Ohashi M, et al: Excellent Long-Term Prognosis and Favorable Postoperative Nutritional Status After Laparoscopic Pylorus-Preserving Gastrectomy. Ann Surg Oncol 2017; 24: 2233-40.

[3] Suh YS, Han DS, Kong SH, et al: Laparoscopy-assisted pylorus-preserving gastrectomy is better than laparoscopy-assisted distal gastrectomy for middle-third early gastric cancer. Ann Surg 2014; 259: 485-93.

[4] Jiang X, Hiki N, Nunobe S, et al: Postoperative outcomes and complications after laparoscopy-assisted pylorus-preserving gastrectomy for early gastric cancer. Ann Surg 2011; 253: 928-33.

[5] Morita S, Katai H, Saka M, et al: Outcome of pylorus-preserving gastrectomy for early gastric cancer. Br J Surg 2008; 95: 1131-5.

[6] Shibata C, Shiiba KI, Funayama Y, et al: Outcomes after pylorus-preserving gastrectomy for early gastric cancer: a prospective multicenter trial. World J Surg 2004; 28: 857-61.

[7] Aizawa M, Honda M, Hiki N, et al: Oncological outcomes of function-preserving gastrectomy for early gastric cancer: a multicenter propensity score matched cohort analysis comparing pylorus-preserving gastrectomy versus conventional distal gastrectomy. Gastric Cancer 2017; 20: 709-17.

[8] Mizuno A, Shinohara H, Haruta S, et al: Lymphadenectomy along the infrapyloric artery may be dispensable when performing pylorus-preserving gastrectomy for early middle-third gastric cancer. Gastric Cancer 2017; 20: 543-7.

[9] Nunobe S, Sasako M, Saka M, et al: Symptom evaluation of long-term postoperative outcomes after pylorus-preserving gastrectomy for early gastric cancer. Gastric Cancer 2007; 10: 167-72.

[10] Tanizawa Y, Tanabe K, Kawahira H, et al: Specific Features of Dumping Syndrome after Various Types of Gastrectomy as Assessed by a Newly Developed Integrated Questionnaire, the PGSAS-45. Dig Surg 2016; 33: 94-103.

[11] Fujita J, Takahashi M, Urushihara T, et al: Assessment of postoperative quality of life following pylorus-preserving gastrectomy and Billroth-I distal gastrectomy in gastric cancer patients: results of the nationwide postgastrectomy syndrome assessment study. Gastric cancer 2016; 19: 302-11.

［12］Hosoda K, Yamashita K, Sakuramoto S, et al：Postoperative quality of life after laparoscopy-assisted pylorus-preserving gastrectomy compared With laparoscopy-assisted distal gastrectomy：A cross-sectional postal questionnaire survey. Am J Surg 2017；213：763-70.

［13］Namikawa T, Hiki N, Kinami S, et al：Factors that minimize postgastrectomy symptoms following pylorus-preserving gastrectomy：assessment using a newly developed scale （PGSAS-45）. Gastric Cancer 2015；18：397-406.

［14］Furukawa H, Ohashi M, Honda M, et al：Preservation of the celiac branch of the vagal nerve for pylorus-preserving gastrectomy：is it meaningful? Gastric Cancer 2018；21：516-23.

 CQ 5　胃上部の早期胃癌に対して噴門側胃切除術は推奨されるか？

推奨文　胃上部の早期胃癌に対して，噴門側胃切除術を行うことを弱く推奨する。
（合意率 100％（8/8），エビデンスの強さ C）

解説　本 CQ のアウトカムとして「再発率の増加」，「術後合併症の増加」，「術後後遺障害の軽減」，「術後 QOL の維持」，「体重減少の抑制」を設定し，"proximal gastrectomy"，"proximal gastric cancer"，"early gastric cancer"，"quality of life"，"nutritional status"，"lymph node dissection" をキーワードとして文献検索を行った。抽出された 119 編（MEDLINE 88 編，Cochrane Library 28 編，ハンドサーチ 3 編）を一次採択で 57 編に絞り込み，さらにハンドサーチによる 3 編を加えた 60 編から 18 編を二次採択して本 CQ に対するシステマティックレビューを行った。

　胃上部の早期癌に対する縮小手術として，噴門側胃切除術（Proximal gastrectomy, PG）が挙げられる。そのアウトカムを胃全摘術（Total gastrectomy, TG）を含むその他の術式と比較した前向きランダム化試験は存在せず，報告はすべて後ろ向き観察研究によるものであることから，全体的なエビデンスレベルは強いとはいえない。

　腫瘍学的には，PG を実施された患者の 5 年全生存割合は 94-97％と良好であり，胃全摘術（Total gastrectomy, TG）と比較したいくつかの観察研究において再発割合，長期生存割合に差がないことが報告されている[1-5]。遠位小彎側の温存にともない No. 3b リンパ節郭清が不十分になることが危惧されるが，U 領域に限局する早期胃癌からの同領域への転移頻度は極めて少ないことが示されている[6]。術後合併症発生割合についても TG と同等と考えられる[1,3-5,7,8]。

　術後の QOL を多施設で調査した PGSAS 研究において，PG は TG と比較して間食頻度，下痢やダンピング症状の発現が少ないことが報告されている[9]。また複数の観察研究において，体重減少が抑えられること[1,2,7,8]，術後のヘモグロビン値，フェリチン値，ビタミン B12 値の低下が TG よりも軽度であること[1,4,7,10]が示されている。ただし総蛋白やアルブミン値などの栄養指標については，再建術式により

推移のばらつきがみられる。

　一方で，PG では術後の逆流性食道炎や吻合部狭窄の発生が多く[5,7,11]，その克服が課題である。食道残胃吻合に何らかの噴門形成を加えるか[8,12,13]，あるいは有茎空腸間置，ダブルトラクトなどの方法で食道—残胃間に空腸を介在させる術式を考慮すべきである[14]。現時点では，PG によって期待できる益が，こうした術後後遺障害に基づく害を確実に上回るものであるという証明はなされていない。ただし，一般的には根治性を損なわない限りにおいて可能な範囲で胃を温存する意義は大きいと考えられ，PG について説明を受けた患者はその選択を受け入れ易いと推察される。

　以上より，害と益のバランス，エビデンスレベルの強さ，患者の希望などを勘案し，「胃上部早期胃癌に対して PG を行うことを弱く推奨する」とした。

引用文献

[1] Ichikawa D, Komatsu S, Kubota T, et al: Long-term outcomes of patients who underwent limited proximal gastrectomy. Gastric Cancer 2014; 17: 141-5.

[2] Nozaki I, Hato S, Kobatake T, et al: Long-term outcome after proximal gastrectomy with jejunal interposition for gastric cancer compared with total gastrectomy. World J Surg 2013; 37: 558-64.

[3] Ikeguchi M, Kader A, Takaya S, et al: Prognosis of patients with gastric cancer who underwent proximal gastrectomy. Int Surg 2012; 97: 275-9.

[4] Jung DH, Lee Y, Kim DW, et al: Laparoscopic proximal gastrectomy with double tract reconstruction is superior to laparoscopic total gastrectomy for proximal early gastric cancer. Surg Endosc 2017; 31: 3961-9.

[5] Ahn SH, Lee JH, Park DJ, et al: Comparative study of clinical outcomes between laparoscopy-assisted proximal gastrectomy（LAPG）and laparoscopy-assisted total gastrectomy（LATG）for proximal gastric cancer. Gastric Cancer 2013; 16: 282-9.

[6] Haruta S, Shinohara H, Hosogi H, et al: Proximal gastrectomy with exclusion of no. 3b lesser curvature lymph node dissection could be indicated for patients with advanced upper-third gastric cancer. Gastric Cancer 2017; 20: 528-35.

[7] Ushimaru Y, Fujiwara Y, Shishido Y, et al: Clinical Outcomes of Gastric Cancer Patients Who Underwent Proximal or Total Gastrectomy: A Propensity Score-Matched Analysis. World J Surg 2018; 42: 1477-84.

[8] Nishigori T, Okabe H, Tsunoda S, et al: Superiority of laparoscopic proximal gastrectomy with hand-sewn esophagogastrostomy over total gastrectomy in improving postoperative body weight loss and quality of life. Surg Endosc 2017; 31: 3664-72.

[9] Takiguchi N, Takahashi M, Ikeda M, et al: Long-term quality-of-life comparison of total gastrectomy and proximal gastrectomy by postgastrectomy syndrome assessment scale（PGSAS-45）: a nationwide multi-institutional study. Gastric Cancer 2015; 18: 407-16.

[10]Toyomasu Y, Ogata K, Suzuki M, et al: Restoration of gastrointestinal motility ameliorates nutritional deficiencies and body weight loss of patients who undergo laparoscopy-assisted proximal gastrectomy. Surg Endosc 2017; 31: 1393-401.

[11]Xu Y, Tan Y, Wang Y, et al: Proximal versus total gastrectomy for proximal early gastric cancer: A systematic review and meta-analysis. Medicine（Baltimore）2019; 98: e15663.

[12]Kuroda S, Choda Y, Otsuka S, et al: Multicenter retrospective study to evaluate the efficacy

and safety of the double-flap technique as antireflux esophagogastrostomy after proximal gastrectomy（rD-FLAP Study）. Ann Gastroenterol Surg 2018; 3: 96-103.

[13]Hayami M, Hiki N, Nunobe S, et al: Clinical Outcomes and Evaluation of Laparoscopic Proximal Gastrectomy with Double-Flap Technique for Early Gastric Cancer in the Upper Third of the Stomach. Ann Surg Oncol 2017; 24: 1635-42.

[14]Nakamura M, Yamaue H: Reconstruction after proximal gastrectomy for gastric cancer in the upper third of the stomach: a review of the literature published from 2000 to 2014. Surg Today 2016; 46: 517-27.

重要臨床課題 3 ▶ 合併切除、拡大手術の意義

CQ 6 　進行胃癌に対する大網切除は推奨されるか？

推奨文　cT3-T4胃癌に対して大網切除を行うことを弱く推奨する。（合意率100%（8/8），エビデンスの強さ C）

解説　本CQに関する文献をPubMedで"Gastric cancer"，"Advanced gastric cancer"，"Omentectomy"，"Omentum preservation"のキーワードで，医中誌，Cochrane Libraryも同様のキーワードで検索した。検索期間は2019年9月までとした。上記のキーワードにて162編が抽出された。一次スクリーニングで9編，二次スクリーニングで3編の論文が抽出された。

　現在，本邦ではcT1-2の胃癌に対しては大網温存手術（胃大網動静脈から約3cm離して胃結腸間膜を切離する手術）が行われているが，cT3-4の胃癌に対しては大網切除を行う施設が多い。以前，本邦では大網切除のみでなく横行結腸間膜前葉と膵被膜を同時に切除する網囊切除も行われてきた。しかし，大網切除と網囊切除を比較した第Ⅲ相ランダム化試験JCOG1001において，網囊切除では術後合併症として膵液瘻が増加するが，生存期間や再発率における優越性は認められなかったため[1]，網囊切除は一般的には行われない。

　大網にはmilky-spotというマクロファージやリンパ球が集簇する免疫系組織が存在する。これは腹腔内の異物や細菌を貪食し除去する機能を有し，浮遊する癌細胞をも吸着するとされている。T3以深の胃癌では再発形式として腹膜播種が多いことから，予防的に大網を全切除することで再発を減少させることを目的に大網切除は慣習的に行われてきた。再発率を低下させ，ひいては生存期間を延長させることができれば患者にとっては益となる。一方，大網は腹腔内感染を防ぐ機能や，術後の腸管癒着を防止する機能を有している。大網を切除しこの防御機能を失うことで，術後に腹腔内膿瘍や癒着性腸閉塞などの合併症が増加してしまうのであれば患

者にとって害となる。

　欧州や南米における，主に進行胃癌において切除した大網を病理学的に詳細に検討した研究では，術中に播種が明らかであった症例を除外し 1.8-10.0％の症例に大網転移が認められたと報告されており[2-4]，大網切除の必要性が示唆されている。これまでに大網切除と大網温存術を比較したランダム化試験は報告されておらず，2019年9月までの検索期間では日本と韓国から後ろ向きの観察研究のみが報告されていた[5,6]。日本からは4型を除いた cT2-4 症例を対象とし，傾向スコアマッチングで患者背景を調整した大網切除群，大網温存群，各98例を解析した研究が報告されている[5]。大網切除群では出血量が有意に多く，手術時間は長かったが，この研究では大網切除群の約半数に網嚢切除が行われ，脾摘も有意に多く施行されていたことが影響している可能性がある。3年無再発生存率は 72.9％vs. 76.7％（p = 0.750）と差がなく，5年無再発生存率も 66.2％vs. 67.3％と差を認めなかった。再発例における検討では腹膜播種再発の数は同等であった。グレード分類はされていないが，腸閉塞を含めた合併症発生割合には差を認めなかった。韓国からは腹腔鏡下胃切除を施行し，病理学的に漿膜浸潤を認めなかった症例（pT2-3）を対象とし，同様に傾向スコアマッチングで患者背景を調整した各51例を解析した研究が報告されている[6]。手術時間は大網切除群で長かった。5年無病生存率は 83.3％vs. 90.5％と差がなく（p = 0.442），合併症発生割合にも差がなかった。多変量解析で術式は再発の予後因子として抽出されなかった。さらに本ガイドライン作成中の 2020年5月に本邦から多施設共同後ろ向き観察研究の結果が報告された[7]。この研究では4型を含む cT3-4 症例が対象とされ，登録された 1,758 例から傾向スコアマッチングで患者背景を調整した各263例が解析対象となった。手術時間に差はなかったが出血量は大網切除群で多かった。GradeⅢ以上の合併症は大網切除群で有意に多かった（17.5％vs. 10.3％，p = 0.016）。腹腔内膿瘍や腸閉塞は大網切除群で多い傾向を示したが有意差は認めなかった。5年全生存率（77.1％vs. 79.4％，p = 0.749）に差はなく，再発形式にも差を認めなかった。

　以上，進行胃癌に対する大網切除は，これまでの後ろ向き観察研究の結果では生存期間に関して大網温存に対する明らかな優越性は示されていない。術後合併症は1論文で大網切除によって増加する可能性が示唆された。しかし大網切除がこれまで長く標準術式として行われてきた事実，開腹手術であれば手技的に容易でコストも変わらないことを考慮すると，現時点では行わないことを推奨する根拠は乏しい。以上，益と害のバランス，エビデンスの程度，コストとのバランスなどを勘案し，上記推奨文を決定した。現在，日本で4型・大型3型を除く cT3-4 症例を対象とした大規模ランダム化試験（漿膜下浸潤及び漿膜浸潤を伴う進行胃癌を対象とした大網切除に対する大網温存の非劣性を検証するランダム化比較第Ⅲ相試験：JCOG1711）が登録中であり，その解析結果が待たれる。

引用文献

［1］Kurokawa Y, Doki Y, Mizusawa J, et al：Bursectomy versus omentectomy alone for resectable gastric cancer（JCOG1001）：a phase 3, open-label, randomised controlled trial. Lancet Gastroenterol Hepatol 2018；3：460-8.

［2］Jongerius EJ, Boerma D, Seldenrijk KA, et al：Role of omentectomy as part of radical surgery for gastric cancer. Br J Surg 2016；103：1497-503.

［3］Barchi LC, Ramos MFKP, Dias AR, et al：Total Omentectomy In Gastric Cancer Surgery：Is It Always Necessary? Arq Bras Cir Dig 2019；32：e1425.

［4］Haverkamp L, Brenkman HJF, Ruurda JP, et al：The Oncological Value of Omentectomy in Gastrectomy for Cancer. J Gastrointest Surg 2016；20：885-90.

［5］Hasegawa S, Kunisaki C, Ono H, et al：Omentum-preserving gastrectomy for advanced gastric cancer：a propensity-matched retrospective cohort study. Gastric Cancer 2013；16：383-8.

［6］Kim DJ, Lee JH, Kim W：A comparison of total versus partial omentectomy for advanced gastric cancer in laparoscopic gastrectomy. World J Surg Oncol 2014；12：64.

［7］Ri M, Nunobe S, Honda M, et al：Gastrectomy with or without omentectomy for cT3-4 gastric cancer：a multicentre cohort study. Br J Surg 2020；107：1640-7.

CQ 7　上部進行胃癌に対する脾門郭清は推奨されるか？

 推奨文

> 大彎に浸潤しない腫瘍に対しては脾摘や脾門郭清を行わないことを強く推奨する。（合意率 100％（8/8），エビデンスの強さ A）
> 大彎に浸潤する腫瘍に対しては脾摘や脾門郭清を行うことを弱く推奨する。（合意率 87.5％（7/8），エビデンスの強さ C）

解説　　本CQに関する文献検索をPubMedで"Gastric cancer"，"Advanced gastric cancer"，"splenectomy"，"splenic hilar dissection"，"spleen-preservation"のキーワードで行い，医中誌，Cochrane Libraryも同様のキーワードで検索した。検索期間は2019年9月までとした。上記のキーワードにて162編が抽出され，それ以外に3編追加された。一次スクリーニングで18編，二次スクリーニングで14編の論文が抽出された。

　胃上部に浸潤する進行癌では脾門リンパ節（No. 10リンパ節）に転移をきたす場合がある。No. 10リンパ節を完全切除するには脾摘を行うのが確実という考えにより，以前は腫瘍周在にかかわらず予防的脾摘が多く行われてきた。これは局所制御および生存率向上を益として目指した治療法であった。しかし脾摘による害として，特に術後合併症増加が問題視されており，さらには長期的な視点での血栓性疾患のリスク，免疫機能低下による易感染性，他臓器発癌が指摘されている。近年は脾臓を温存しながらNo. 10リンパ節を切除する脾温存脾門郭清の手技も報告されている。

　胃上部進行癌における No. 10 リンパ節転移の高リスク因子は，大彎浸潤，4 型，漿膜浸潤，高度リンパ節転移などがこれまでに報告されてきた。現在は大彎浸潤の有無によって，脾門郭清の対象を分類する考え方が一般的である。したがって本 CQ の推奨を決定するにあたっては，臨床的な大彎浸潤の有無によって分けて記載した。

　胃上部進行癌を対象としてランダム化比較試験（脾摘 vs. 脾温存）の結果は 2000 年以降で 3 編ある[1-3]。いずれも生存期間には差がなかったこと，術後合併症は脾摘群で有意に高かったことが報告されている。特に本邦で行われた JCOG0110（上部進行胃癌に対する胃全摘術における脾合併切除の意義に関するランダム化比較試験）では 4 型・大型 3 型を除く cT2-4 の大彎線に浸潤しない腫瘍を対象とし，505 例が登録されておりエビデンスレベルが最も高い。主要評価項目である 5 年全生存率は脾摘群 75.1％ vs. 脾温存群 76.4％，ハザード比 0.88［95％信頼区間：0.67-1.16（＜1.21）］で脾温存の非劣性が証明された。脾摘群における No. 10 リンパ節転移割合はわずか 2.4％であった。全合併症発生割合は 30.3％ vs. 16.7％（p = 0.0004）と有意に脾摘群で高く，特に膵液瘻においては 12.6％ vs. 2.4％（p＜0.0001）と差が顕著であった[1]。したがって大彎浸潤しない症例では No. 10 リンパ節郭清や脾摘の意義はないことが示された。

　一方，大彎に浸潤をきたした症例に限定した No. 10 リンパ節転移割合は，後ろ向き観察研究で 4 型や大型 3 型を含めて 13.4-19.4％[4-6]とされている。その郭清効果指数（転移割合×5 年生存率）も 5.6-7.1[4-6]と比較的高い値が報告されており，このような対象においては，脾摘や No. 10 リンパ節郭清によって長期生存が得られる可能性が示唆されている。大彎浸潤をきたした症例に限定し，脾摘と脾温存を比較した後ろ向き観察研究は 1 編[7]あり，生存率に差がなかったことを報告している。しかし症例数不足，選択バイアス，臨床的 No. 10 リンパ節転移症例を除外しているなどの理由から，評価は困難である。まとめると大彎浸潤をきたした症例に対しては No. 10 リンパ節郭清の効果を示唆する報告が多いが，そのエビデンスは十分ではない。一方，不要と判断するエビデンスもないため，今回は「実施することを弱く推奨する」とした。

　また大彎浸潤症例に対する No. 10 リンパ節郭清が必要だった場合，脾摘が必要かあるいは脾摘を回避することを目的に脾温存脾門郭清で代用され得るかは，別の課題として挙げられる。脾摘と脾温存脾門郭清を比較した研究は，開腹手術におけるランダム化比較試験（n = 208）が 1 編[3]みられる。この試験では 5 年生存率が 54.8％ vs. 48.8％と脾摘群でやや良好であったが統計学的には差がなかったこと，術後合併症は脾摘で有意に多かったことが報告されている。しかしこの試験では大彎浸潤例に対象を限定していないため，評価が困難である。近年，腹腔鏡下の拡大視効果が脾温存脾門郭清に有用であるという報告が先進施設からされている[8]が，

その安全性や効果は十分に評価されていない。日本では大彎に浸潤するが臨床的に
No. 10 リンパ節転移を認めない胃上部進行胃癌に対する腹腔鏡下（ロボット支援下）
脾温存脾門郭清の安全性に関する第Ⅱ相試験（JCOG1809）が現在登録中であり，
予防的脾摘に替わる有効な治療法の選択肢となりうるかの評価がなされる見込みで
ある。

　以上，益と害のバランス，エビデンスの程度，コストとのバランスなどを勘案し，
上記推奨文を決定した。

引用文献

［1］Sano T, Sasako M, Mizusawa J, et al：Randomized Controlled Trial to Evaluate Splenectomy
in Total Gastrectomy for Proximal Gastric Carcinoma. Ann Surg 2017；265：277-83.

［2］Csendes A, Burdiles P, Rojas J, et al：A prospective randomized study comparing D2 total
gastrectomy versus D2 total gastrectomy plus splenectomy in 187 patients with gastric
carcinoma. Surgery 2002；131：401-7.

［3］Yu W, Choi GS, Chung HY：Randomized clinical trial of splenectomy versus splenic preser-
vation in patients with proximal gastric cancer. Br J Surg 2006；93：559-63.

［4］Yura M, Yoshikawa T, Otsuki S, et al：The Therapeutic Survival Benefit of Splenic Hilar
Nodal Dissection for Advanced Proximal Gastric Cancer Invading the Greater Curvature.
Ann Surg Oncol 2019；26：829-35.

［5］Kosuga T, Ichikawa D, Okamoto K, et al：Survival benefits from splenic hilar lymph node
dissection by splenectomy in gastric cancer patients：relative comparison of the benefits in
subgroups of patients. Gastric Cancer 2011；14：172-7.

［6］Watanabe M, Kinoshita T, Enomoto N, et al：Clinical Significance of Splenic Hilar Dissection
with Splenectomy in Advanced Proximal Gastric Cancer：An Analysis at a Single Institu-
tion in Japan. World J Surg 2016；40：1165-71.

［7］Ohkura Y, Haruta S, Shindoh J, et al：Efficacy of prophylactic splenectomy for proximal
advanced gastric cancer invading greater curvature. World J Surg Oncol 2017；15：106.

［8］Kinoshita T, Shibasaki H, Enomoto N, et al：Laparoscopic splenic hilar lymph node dissection
for proximal gastric cancer using integrated three-dimensional anatomic simulation soft-
ware. Surg Endosc 2016；30：2613-9.

重要臨床課題 4 ▶ 適切な進行度診断

CQ 8　胃癌の進行度診断に PET-CT 検査は推奨されるか？

推奨文　胃癌の進行度診断に PET-CT 検査は行わないことを弱く推奨する。（合意
率 100％（8/8），エビデンスの強さ C）

　　胃癌の進行度診断に PET-CT 検査は推奨されるかを調べるために，キーワードを
用いて文献検索を行った結果，Cochrane から 66 編，MEDLINE から 262 編の計 328

編が抽出された。これより，一次選択として94編が見出された。これら94編の要約より，36編を二次選択し，熟読した結果，本CQに答える14編を採用し，システマティックレビューを行った[1-14]。ランダム化試験やメタアナリシスは存在せず，PET-CTを行うことの益と害とのバランスの確実性も低く，患者の価値観や好み，負担の確実性も低く，正味の利益がコストや資源に十分見合ったものといえるかどうかも不確実であり，アウトカム全般に関する全体的なエビデンスは低い。

　進行度としては，原発巣の同定，リンパ節転移，遠隔転移に分けて，解析を行ったが，いずれの文献においても，PET-CT検査の施行の有無をランダム化したような研究はなく，すべて観察研究であることから，効果の推定値に対する確信は限定的である。

　原発巣に関しては14編の論文が抽出されたが，いずれも，壁深達度であるTを評価したものではなく，detection rateを評価したものであった[1-14]。

　PET-CTによる原発巣の評価は壁深達度を解析できるほど分析能力が高いものではなく，同定が限界である。14編の論文の総症例数は1,507症例であるが，そのうちPET-CTにて同定されたものは1,197例（79.4%）であり，同定率としても十分とはいえない。

　リンパ節転移に関しては，未治療胃癌術前のPET-CT診断と組織学的診断とを比較した論文が9編，843症例に対して抽出された[1,3,4,6,7,9,11-13]。リンパ節の評価のための分類は論文によりさまざまであり，リンパ節として一まとめのものから，RegionalとDistant，N1-N3とさまざまであった。総じて感度17.6-64.5%，特異度85.7-100%，正診率58-75.55%であった。どの研究も特異度は比較的高いが，感度は不十分であり，感度はCTに劣る結果であった。N stage診断にPET-CTは有用ではない。

　遠隔転移に関しては，4編，379例が抽出された[4,6,7,12]。未治療胃癌術前のPET-CTの遠隔転移に対する感度35-60%，特異度88-99%，正診率81-88.5%であった。遠隔転移は必ずしも手術で切除し，組織学的に確認しているわけではないことが想定され，その診断精度は研究により乖離があると想定される。感度は低いものの，特異度は比較的高く，進行度診断には提案できないが，造影CTなど他のmodalityで遠隔転移が疑われた時に確認のために使用することは有用であると思われた。

　腹膜播種に関しては2編の論文，180例の結果が抽出された[7,11]。感度30-35.3%，特異度98-98.9%，正診率88-89.3%，AUC-ROCはCTに劣るという結果であった。

　PET-CTによる有害事象の報告は抽出されなかった。

　FDG-PETとコストに関する論文は1編，113症例のみ抽出された[4]。PET-CTでM0の診断の患者にのみ審査腹腔鏡を行うと，患者一人当たり，$13,571節約になる，という主旨である。しかし，これはあくまで，PET-CT陽性の患者には開腹も審査腹腔鏡も行わなかった時であり，腹膜播種の診断は他の遠隔転移の有無にかか

わらず行う傾向にある日本の実臨床にはそぐわない。

　以上より，胃癌の進行度診断に対する PET-CT の有用性は限定的であると考えられる。ただし，遠隔転移に対する陽性的中率は高く，他の検査にて遠隔転移が疑われる場合には転移の確認のために PET-CT 検査は行うことは有用である。

引用文献

[1] Yun M, Lim JS, Noh SH, et al: Lymph node staging of gastric cancer using（18）F-FDG PET: a comparison study with CT. J Nucl Med 2005; 46: 1582-8.

[2] Kudou M, Kosuga T, Kubota T, et al: Value of Preoperative PET-CT in the Prediction of Pathological Stage of Gastric Cancer. Ann Surg Oncol 2018; 25: 1633-9.

[3] Chen J, Cheong JH, Yun MJ, et al: Improvement in preoperative staging of gastric adeno-carcinoma with positron emission tomography. Cancer 2005; 103: 2383-90.

[4] Smyth E, Schöder H, Strong VE, et al: A prospective evaluation of the utility of 2-deoxy-2-［（18）F］fluoro-D-glucose positron emission tomography and computed tomography in staging locally advanced gastric cancer. Cancer 2012; 118: 5481-8.

[5] Kawanaka Y, Kitajima K, Fukushima K, et al: Added value of pretreatment（18）F-FDG PET/CT for staging of advanced gastric cancer: Comparison with contrast-enhanced MDCT. Eur J Radiol 2016; 85: 989-95.

[6] Lehmann K, Eshmuminov D, Bauerfeind P, et al:（18）FDG-PET-CT improves specificity of preoperative lymph-node staging in patients with intestinal but not diffuse-type esophago-gastric adenocarcinoma. Eur J Surg Oncol 2017; 43: 196-202.

[7] Findlay JM, Antonowicz S, Segaran A, et al: Routinely staging gastric cancer with（18）F-FDG PET-CT detects additional metastases and predicts early recurrence and death after surgery. Eur Radiol 2019; 29: 2490-8.

[8] Mukai K, Ishida Y, Okajima K, et al: Usefulness of preoperative FDG-PET for detection of gastric cancer. Gastric Cancer 2006; 9: 192-6.

[9] Namikawa T, Okabayshi T, Nogami M, et al: Assessment of（18）F-fluorodeoxyglucose positron emission tomography combined with computed tomography in the preoperative management of patients with gastric cancer. Int J Clin Oncol 2014; 19: 649-55.

[10] Serrano OK, Love C, Goldman I, et al: The value of FDG-PET in the staging of gastric adenocarcinoma: A single institution retrospective review. J Surg Oncol 2016; 113: 640-6.

[11] Lim JS, Kim MJ, Yun MJ, et al: Comparison of CT and 18 F-FDG pet for detecting peritoneal metastasis on the preoperative evaluation for gastric carcinoma. Korean J Radiol 2006; 7: 249-56.

[12] Altini C, Niccoli AA, Di Palo A, et al: 18 F-FDG PET/CT role in staging of gastric carcino-mas: comparison with conventional contrast enhancement computed tomography. Medi-cine（Baltimore）2015; 94: e864.

[13] Park K, Jang G, Baek S, et al: Usefulness of combined PET/CT to assess regional lymph node involvement in gastric cancer. Tumori 2014; 100: 201-6.

[14] Mochiki E, Kuwano H, Katoh H, et al: Evaluation of 18 F-2-deoxy-2-fluoro-D-glucose positron emission tomography for gastric cancer. World J Surg 2004; 28: 247-53.

CQ 9 進行胃癌の治療方針決定に審査腹腔鏡は推奨されるか？

推奨文 腹膜播種の可能性が比較的高い進行胃癌症例に対して，治療方針決定のために審査腹腔鏡を施行することを弱く推奨する。（合意率 100％（8/8），エビデンスの強さ C）

解説 本 CQ に対する推奨の作成を行ううえで「非試験開腹」「正診率」「有害事象」「コスト」「生存率の延長」をアウトカムとして設定した。MEDLINE および医中誌，Cochrane Library で"gastric cancer"，"staging laparoscopy"，"diagnostic laparoscopy"，"peritoneal dissemination" のキーワードで検索した。検索期間は 2000年 1 月から 2019 年 10 月までとした。上記のキーワードにて 264 編が抽出され，一次スクリーニングで 79 編，二次スクリーニングで 50 編の論文が抽出された。抽出論文以外に重要な情報を含むと考えられた 2 編を追加し，計 52 編についてシステマティックレビューを行った。

　非治癒因子を有する進行胃癌に対して，予後改善目的の胃切除手術を行わないことが強く推奨されており（第 5 版 CQ1），CT などで遠隔転移が認められた場合，手術は行わず全身化学療法を行う。しかし，特に腹膜播種の術前診断は難しく，開腹して播種が発見され，試験開腹に終わる場合もあるので，あらかじめ審査腹腔鏡を行って腹膜播種の診断ができれば，不必要な試験開腹を回避できる。ただし，播種がなければ，審査腹腔鏡を行うことで時間的・経済的な不利益を被ることが考えられる。

　審査腹腔鏡を行うべき症例の選択に関しては議論の余地がある。JCOG では大型 3 型・4 型胃癌に対する術前化学療法（NAC）の第Ⅲ相試験（JCOG0501）において審査腹腔鏡を必須とした。これは試験の対象である大型 3 型（腫瘍径 8 cm 以上）・4 型胃癌で腹膜播種が高頻度にみられるためで，これを受けて本邦では多くの施設がこの規準で審査腹腔鏡を行っている。こうした施設からの報告によれば 46-53.4％[1-5] の症例に腹腔洗浄細胞診陽性（CY1）を含む腹膜播種が認められた。一方欧米では cT3/T4 または cN（＋）（切除可能な進行胃癌）を適応とする報告が多く，7.8-36％[6-12] に腹膜播種を認めている（腹腔洗浄細胞診は欧米では行われていない場合が多い）。審査腹腔鏡の適応について validation を行った報告[1,9,13,14]では，①4 型胃癌，②大型 3 型胃癌（大きさについては 4 cm 以上とする報告もある），③胃の 3 領域に存在する，④ cN（＋），⑤ CT で播種の疑いがある，などの組み合わせで，播種の発見について感度：67.6-91.9％，特異度：37.9-76.5％，正診率：58.0-76.5％とされている。

　Bulky N あるいは No. 16a2/b1 リンパ節腫大を伴う症例に対して JCOG では NAC についての第Ⅱ相臨床試験を行い，その際に審査腹腔鏡を必須とした。この規準で

は 20% の頻度で腹膜播種が認められると報告されているが[1]，この頻度は高いとはいえないためまず NAC として化学療法を行い，その後に審査腹腔鏡を行って手術適応を決定するという考えもある。

審査腹腔鏡で腹膜播種陰性と判断され，引き続き根治手術を行った際に，審査腹腔鏡では発見できなかった腹膜播種が発見されることがある。この false negative の頻度は，本邦では 11-17%[1-3]，欧米では 0-8% と報告[10,15-17]されている。この差は本邦での審査腹腔鏡の対象が元々腹膜播種の頻度が高い症例であるためと考えられるが，この頻度を下げるために腹腔内全体を慎重に観察すべきと考えられる。

審査腹腔鏡はおおむね安全な手技と考えられ，有害事象の頻度は 0.4-2.9%[1,7,10,16,18,19]と報告されている。少ない頻度ではあるが消化管損傷の報告[7,19]もあり注意が必要である。コスト面では，播種（あるいは治療方針の変更要素）が 31.5% 以上であれば cost-effective であるという報告[20]，審査腹腔鏡を行うほうが試験開腹となる場合よりも在院死亡低下・入院期間短縮につながるという報告[21]があるが，本邦での解析はなく不明である。

審査腹腔鏡を行うことが生存率の延長につながるか，について検討した報告はない。播種が存在した場合に，胃切除を行わず化学療法を行うという治療方針は同じなので，試験開腹例と審査腹腔鏡施行例の生存率の比較が必要だが現時点で報告はない。ただし P0CY1 が判明した場合に化学療法を先行する場合がある。Badgwell ら[22]は化学療法奏効例の予後は良好だが，全体としては播種存在例と同様に予後不良と報告している。JCOG0501 の結果と同様に，審査腹腔鏡によって診断が確定した P0CY1 の生存率は術前化学療法を行うことによって延長する，という確証はない。

審査腹腔鏡の有用性についての報告は，現時点では後ろ向きの観察研究とレビューのみであり，質の高いエビデンスは乏しく，施行適応にも統一した基準を設けることは難しいが，腹膜播種を伴う頻度が高いと考えられる症例（大型 3 型・4 型胃癌，高度リンパ節転移例）に対して，CT で発見できなかった微小な腹膜播種（腹腔洗浄細胞診陽性を含む）を発見できる，不必要な試験開腹を回避できる，有害事象の少ない安全な手技である，という点で，審査腹腔鏡を行うことを弱く推奨する。

引用文献

[1] Irino T, Sano T, Hiki N, et al: Diagnostic staging laparoscopy in gastric cancer: a prospective cohort at a cancer institute in Japan. Surg Endosc 2018; 32: 268-75.

[2] Yamagata Y, Amikura K, Kawashima Y, et al: Staging laparoscopy in advanced gastric cancer: usefulness and issues requiring improvement. Hepatogastroenterology 2013; 60: 751-5.

[3] Miki Y, Tokunaga M, Tanizawa Y, et al: Staging Laparoscopy for Patients with cM0, Type 4, and Large Type 3 Gastric Cancer. World J Surg 2015; 39: 2742-7.

[4] Hosogi H, Shinohara H, Tsunoda S, et al：Staging laparoscopy for advanced gastric cancer： significance of preoperative clinicopathological factors. Langenbecks Arch Surg 2017；402： 33-9.

[5] Nakagawa S, Nashimoto A, Yabusaki H：Role of staging laparoscopy with peritoneal lavage cytology in the treatment of locally advanced gastric cancer. Gastric Cancer 2007；10：29-34.

[6] Ikoma N, Blum M, Chiang YJ, et al：Yield of Staging Laparoscopy and Lavage Cytology for Radiologically Occult Peritoneal Carcinomatosis of Gastric Cancer. Ann Surg Oncol 2016； 23：4332-7.

[7] Convie L, Thompson RJ, Kennedy R, et al：The current role of staging laparoscopy in oesophagogastric cancer. Ann R Coll Surg Engl 2015；97：146-50.

[8] Mirza A, Galloway S：Laparoscopy, computerised tomography and fluorodeoxyglucose positron emission tomography in the management of gastric and gastro-oesophageal junction cancers. Surg Endosc 2016；30：2690-6.

[9] Hu YF, Deng ZW, Liu H, et al：Staging laparoscopy improves treatment decision-making for advanced gastric cancer. World J Gastroenterol 2016；22：1859-68.

[10]Munasinghe A, Kazi W, Taniere P, et al：The incremental benefit of two quadrant lavage for peritoneal cytology at staging laparoscopy for oesophagogastric adenocarcinoma. Surg Endosc 2013；27：4049-53.

[11]Sarela AI, Lefkowitz R, Brennan MF, et al：Selection of patients with gastric adenocarcinoma for laparoscopic staging. Am J Surg 2006；191：134-8.

[12]Strandby RB, Svendsen LB, Fallentin E, et al：The Multidisciplinary Team Conference's Decision on M-Staging in Patients with Gastric- and Gastroesophageal Cancer is not Accurate without Staging Laparoscopy. Scand J Surg 2016；105：104-8.

[13]Tsuchida K, Yoshikawa T, Tsuburaya A, et al：Indications for staging laparoscopy in clinical T4M0 gastric cancer. World J Surg 2011；35：2703-9.

[14]Hur H, Lee HH, Jung H, et al：Predicting factors of unexpected peritoneal seeding in locally advanced gastric cancer：indications for staging laparoscopy. J Surg Oncol 2010；102：753-7.

[15]Muntean V, Mihailov A, Iancu C, et al：Staging laparoscopy in gastric cancer. Accuracy and impact on therapy. J Gastrointestin Liver Dis 2009；18：189-95.

[16]de Graaf GW, Ayantunde AA, Parsons SL, et al：The role of staging laparoscopy in oesophagogastric cancers. Eur J Surg Oncol 2007；33：988-92.

[17]Cardona K, Zhou Q, Gönen M, et al：Role of repeat staging laparoscopy in locoregionally advanced gastric or gastroesophageal cancer after neoadjuvant therapy. Ann Surg Oncol 2013；20：548-54.

[18]Fukagawa T：Role of staging laparoscopy for gastric cancer patients. Ann Gastroenterol Surg 2019；3：496-505.

[19]Shimizu H, Imamura H, Ohta K, et al：Usefulness of staging laparoscopy for advanced gastric cancer. Surg Today 2010；40：119-24.

[20]Li K, Cannon JGD, Jiang SY, et al：Diagnostic staging laparoscopy in gastric cancer treatment：A cost-effectiveness analysis. J Surg Oncol 2018；117：1288-96.

[21]Karanicolas PJ, Elkin EB, Jacks LM, et al：Staging laparoscopy in the management of gastric cancer：a population-based analysis. J Am Coll Surg 2011；213：644-51；651.e1.

[22]Badgwell B, Cormier JN, Krishnan S, et al：Does neoadjuvant treatment for gastric cancer patients with positive peritoneal cytology at staging laparoscopy improve survival? Ann Surg Oncol 2008；15：2684-91.

重要臨床課題5 ▶ cStage Ⅳ胃癌に対する治療

CQ 10　Oligo metastasis に対する外科治療は推奨されるか？

推奨文　No. 16a2/b1 に限局した少数の大動脈周囲リンパ節転移に対しては，術前化学療法後の外科的切除を弱く推奨する。また，単発の肝転移は，他に非治癒切除因子がない場合，外科的切除を弱く推奨する。（合意率100%（7/7），エビデンスの強さ C）

解説　Oligo metastasis（少数転移）とは，転移巣が1-2臓器に少数（2-3個以下）であることを指すことが多いが，厳密な定義はない。胃癌においては，No. 16a2/b1 に限局した少数の大動脈周囲リンパ節転移，3個以下の肝転移，3個以下の肺転移など，それぞれをOligo metastasis とすることが多い。Oligo metastasis は，転移巣の局所治療により生存期間の延長，さらには根治も期待できるという意味合いも含んでいる。近年の周術期化学療法の進歩，分子標的薬，免疫療法などの開発により，Oligo metastasis の切除によりさらなる治療成績の向上が期待される。本CQ では Stage Ⅳ胃癌に対して，Oligo metastasis に対する外科治療が生存期間の延長に寄与するかどうかエビデンスをもとに検討した。

　本CQ に対する推奨の作成を行ううえで，Oligo metastasis に対する外科治療を行った場合の生存期間の延長をアウトカムとして設定した。

　PubMed で "Gastric cancer"，"Metastasis"，"Metastasectomy"，"Chemotherapy"，"Gastrectomy" のキーワードで検索した。医中誌，Cochrane Library も同様のキーワードで検索した。検索期間は2019年9月までとした。上記のキーワードにて298編が抽出された，一次スクリーニングで22編，二次スクリーニングで12編の論文が抽出された。

　The AIO-FLOT3 Trial [1] は Oligo metastasis に対する外科的切除の意義を検討した唯一の前向き介入研究である。同試験では遠隔転移なしの群，大動脈周囲リンパ節もしくは，肝，肺など1臓器のみに転移のある Oligo metastasis 群，Oligo metastasis を超える多数の転移ありの3群で薬物療法後の予後を観察した。非ランダム化試験で，3群間の背景因子は明らかに異なるが，Oligo metastasis のある群は多数の転移がある群より OS が延長していた。

　JCOG では，大動脈周囲リンパ節転移（No. 16a2/b1）か Bulky N2 に対して SP 療法後に外科切除を行う第Ⅱ相試験（JCOG0405）を実施した。結果，SP 療法により82%の R0 切除，53%の5年生存が得られ，治療成績が良好であったことから，少数の No. 16a2/b1 リンパ節転移に対しては SP 療法による術前化学療法が奏功した場合，外科的切除の効果が期待できる。

　Oligo metastasis の外科的切除に関する報告は後ろ向き観察研究が主である。肝転移に関しては従来，転移数が 3 個までの症例には肝切除による生存期間の延長が報告されていた。しかし，2-3 個の肝転移を有する症例における肝切除と化学療法の治療成績を比較検討した後ろ向き研究では肝切除による生存期間の延長は認められなかった[2]。一方，単発の肝転移に関しては肝切除により生存期間の延長が得られるという報告には一貫性があり，外科的切除の意義があることが示唆される[3-8]。

　肺転移に対する肺切除に関しては，少数報告を集積した review では，肺切除後の DFS 中央値は 9 カ月（範囲 3-65 カ月）であるが，OS 中央値は 45 カ月（範囲 1-123 カ月）である。ごく限られた症例にのみ，肺切除の有用性が期待できるかもしれない[9]。

　以上より，胃癌の Oligo metastasis に対する外科治療に関する検討は，背景因子の異なる非ランダム化の前向き介入試験が一つ，第Ⅱ相試験である JCOG0405，他はすべて後ろ向き観察研究となるため，エビデンスの強さは「とても弱い」となる。

　大動脈周囲リンパ節は術前化学療法を前提とし，肝転移は単発であれば，他に非治癒因子がない場合に，外科的切除により生存期間の延長が得られる可能性が示唆される。

引用文献

［1］Al-Batran SE, Homann N, Pauligk C, et al: Effect of neoadjuvant chemotherapy followed by surgical resection on survival in patients with limited metastatic gastric or gastroesopha-geal junction cancer: the AIO-FLOT3 trial. JAMA Oncol 2017; 3: 1237-44.

［2］Shirasu H, Tsushima T, Kawahira M, et al: Role of hepatectomy in gastric cancer with mul-tiple liver-limited metastases. Gastric Cancer 2018; 21: 338-44.

［3］Markar SR, Mikhail S, Malietzis G, et al: Influence of Surgical Resection of Hepatic Metas-tases From Gastric Adenocarcinoma on Long-term Survival: Systematic Review and Pooled Analysis. Ann Surg 2016; 263: 1092-101.

［4］Carmona-Bayonas A, Jiménez-Fonseca P, Echavarria I, et al: Surgery for metastases for esophageal-gastric cancer in the real world: Data from the AGAMENON national registry. Eur J Surg Oncol 2018; 44: 1191-8.

［5］Kodera Y, Fujitani K, Fukushima N, et al: Surgical resection of hepatic metastasis from gastric cancer: a review and new recommendation in the Japanese gastric cancer treat-ment guidelines. Gastric Cancer 2014; 17: 206-12.

［6］Oki E, Tokunaga S, Emi Y, et al: Surgical treatment of liver metastasis of gastric cancer: a retrospective multicenter cohort study（KSCC1302）. Gastric Cancer 2016; 19: 968-76.

［7］Aizawa M, Nashimoto A, Yabusaki H, et al: Clinical benefit of surgical management for gastric cancer with synchronous liver metastasis. Hepatogastroenterology 2014; 61: 1439-45.

［8］Ueda K, Iwahashi M, Nakamori M, et al: Analysis of the prognostic factors and evaluation of surgical treatment for synchronous liver metastases from gastric cancer. Langenbecks Arch Surg 2009; 394: 647-53.

［9］Aurello P, Petrucciani N, Giulitti D, et al: Pulmonary metastases from gastric cancer: Is there any indication for lung metastasectomy? A systematic review. Med Oncol 2016; 33: 9.

CQ 11　Conversion surgery は推奨されるか？

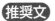　Stage Ⅳ胃癌症例に対して conversion surgery を行うことは，化学療法により一定の抗腫瘍効果が得られ，奏効が維持され，R0 切除が可能と判断される条件付きで弱く推奨する。（合意率 100%（7/7），エビデンスの強さ D）

解説　非治癒因子を有する進行胃癌に対する予後改善を目指す減量手術としての胃切除は，日韓合同で行われたランダム化比較試験（REGATTA 試験）において予後改善効果を認めなかった[1]。したがって，出血，穿孔，狭窄等の原発巣に伴う緊急症状を伴わない Stage Ⅳ胃癌に対する治療選択としては，全身化学療法が第一に推奨されている。一方，近年の分子標的薬を含めた抗癌薬治療開発の目覚ましい進歩により，化学療法によって非治癒因子が消失し，癌を遺残なく根治切除（R0 切除）することで長期生存が可能となる症例も多くみられるようになってきた。このように，Stage Ⅳ胃癌に対して，化学療法後に根治切除を目指した外科的手術（conversion surgery）が期待されるようになってきた。そこで，本 CQ では Stage Ⅳ胃癌に対して，conversion surgery が生存期間の延長に寄与するかどうかエビデンスをもとに検討した。本 CQ に対する推奨の作成を行ううえで，Stage Ⅳ胃癌に対して conversion surgery を行った場合の生存期間の延長，術後合併症の増加をアウトカムとして設定した。

　生存期間の延長に関しては，これまでの後方視的検討では Stage Ⅳ胃癌症例のうち conversion surgery により飛躍的な予後の改善が期待できる症例が存在する。しかし，Stage Ⅳ胃癌に対して化学療法を行い，R0 切除が可能と判断された時点で化学療法を継続する群と conversion surgery を施行する群に割り付けて生存期間を比較検討したランダム化比較試験はこれまでになく，現在進行中の AIO-FLOT5 試験の結果が待たれる[2]。よって，現時点では Stage Ⅳ胃癌に対して conversion surgery を行った場合の生存期間の延長については明らかにされていないため，生存期間の延長と術後合併症の増加に関する後方視的検討の該当する論文を紹介する。

　PubMed で "Gastric cancer"，"Conversion surgery"，"Chemotherapy"，"Gastrectomy"，"Metastasis" のキーワードで検索した。医中誌，Cochrane Library も同様のキーワードで検索した。検索期間は 2019 年 9 月までとした。上記のキーワードにて 298 編が抽出された。一次スクリーニングで 33 編，二次スクリーニングで 21 編の論文が抽出された。

　Stage Ⅳ胃癌に対して conversion surgery の有用性を比較したランダム化比較試験は認めなかった。システマティックレビューは 2 編認められた。Du らは切除不能進行胃癌に対する conversion surgery の有用性に関するメタアナリシスを行っ

た[3]。23 編，1,316 例が解析され，そのうち conversion surgery 群：727 例（55.2%），non-conversion surgery 群：589 例（44.8%）であった。全生存に関する検討では 16 編（conversion surgery 群：482 例，non-conversion surgery 群：554 例）において，1 年，3 年生存率で conversion surgery 群が有意に予後良好であった。また，10 編の研究で，R0 切除群と非 R0 切除群での生存期間の検討が行われ，R0 切除群で 1 年，3 年生存率が有意に予後良好であった。術後合併症に関しては，14 編の研究で検討されており，24% の術後合併症が確認された。

　Molfino らは，非治癒因子，転移形式別に Stage Ⅳ胃癌に対する外科的介入の意義について，36 編のシステマティックレビューを行った[4]。P0CY1 症例では，リンパ節転移を伴わない症例では長期成績が期待でき，化学療法により P0CY0 へ移行した症例は化学療法単独群よりも良好な予後が期待される。P1 症例では欧米でさかんに行われている腹腔内温熱化学療法後の減量手術の有用性がとくに限局した腹膜播種には報告されているが，依然として予後不良な病態である。遠隔リンパ節転移については JCOG 第Ⅱ相試験により，No.16 リンパ節転移（PAN）に対する S-1＋CDDP 療法後に D2＋PAN 郭清により，82% の R0 切除を得られた[5]。化学療法後の外科的介入が期待できる。

　Yoshida らは Stage Ⅳ胃癌の病態は様々であることから，Stage Ⅳの亜分類を腹膜播種に注目して提唱した[6]。Yamaguchi らは後方視的に Stage Ⅳの亜分類を用いて，conversion surgery の有用性を検討した[7]。Conversion surgery 群は非切除群よりも全生存期間において良好な結果であり，とくに R0 切除群では R1/R2 切除群よりも良好であった。現在，Stage Ⅳ胃癌における conversion surgery の意義に関する国際多施設共同後ろ向き研究（CONVO-GC-1）で約 2,000 例の症例集積が行われ，その結果が待たれる。

　以上より，Stage Ⅳ胃癌に対して，conversion surgery が生存期間の延長に寄与するかについて検討するランダム化比較試験（AIO-FLOT5 試験）は，現在進行中であり，その結果は明らかではなく，エビデンスの強さは「とても弱い」となる。

　また，外科的切除を行うことにより，術後合併症による予後の短縮，胃切除症候群による QOL の低下，術後の化学療法に対するコンプライアンスの低下，手術，入院費用，術後合併症による入院期間の延長による経費の増額といった「害」があることは明らかである。しかし，外科的切除も化学療法のいずれも保険診療であり，化学療法継続による有害事象の可能性や薬価，通院費用などとの比較は不明確である。患者の希望については，個々の年齢，耐術能や病態によってさまざまであるが，治療成績が保証されるのであれば conversion surgery が選択される可能性がある。

　以上より，エビデンスの強さ，益と害のバランス，患者の希望などを勘案し，推奨は，「Stage Ⅳ胃癌症例に対して conversion surgery を行うことは，化学療法により一定の抗腫瘍効果が得られ，奏効が維持され，R0 切除が可能と判断される条件

付きで弱く推奨する」とした。

引用文献

［1］ Fujitani K, Yang HK, Mizusawa J, et al: Gastrectomy plus chemotherapy versus chemo-therapy alone for advanced gastric cancer with a single non-curable factor（REGATTA）: a phase 3, randomised controlled trial. Lancet Oncol 2016; 17: 309-18.

［2］ Al-Batran SE, Goetze TO, Mueller DW, et al: The RENAISSANCE（AIO-FLOT5）trial: effect of chemotherapy alone vs. chemotherapy followed by surgical resection on survival and quality of life in patients with limited-metastatic adenocarcinoma of the stomach or esophagogastric junction - a phase Ⅲ trial of the German AIO/CAO-V/CAOGI. BMC Cancer 2017; 17: 893.

［3］ Du R, Hu P, Liu Q, et al: Conversion Surgery for Unresectable Advanced Gastric Cancer: A Systematic Review and Meta-Analysis. Cancer Invest 2019; 37: 16-28.

［4］ Molfino S, Ballarini Z, Gheza F, et al: Is there a role for treatment-oriented surgery in stage Ⅳ gastric cancer? A systematic review. Updates Surg 2019; 71: 21-7.

［5］ Tsuburaya A, Mizusawa J, Tanaka Y, et al: Neoadjuvant chemotherapy with S-1 and cis-platin followed by D2 gastrectomy with para-aortic lymph node dissection for gastric cancer with extensive lymph node metastasis. Br J Surg 2014; 101: 653-60.

［6］ Yoshida K, Yamaguchi K, Okumura N, et al: Is conversion therapy possible in stage Ⅳ gastric cancer: the proposal of new biological categories of classification. Gastric Cancer 2016; 19: 329-38.

［7］ Yamaguchi K, Yoshida K, Tanahashi T, et al: The long-term survival of stage Ⅳ gastric cancer patients with conversion therapy. Gastric Cancer 2018; 21: 315-23.

重要臨床課題 6 ▶ 食道胃接合部癌に対する手術

CQ 12 食道胃接合部癌に対する手術において，縦隔リンパ節郭清は推奨されるか？

 推奨文

> cT2 以深の食道胃接合部癌に対する手術において，食道浸潤長が 2 cm 超であれば下縦隔リンパ節郭清を，食道浸潤長が 4 cm 超であれば上中下縦隔リンパ節郭清を行うことを弱く推奨する。（合意率 100%（9/9），エビデンスの強さ C）

解説　　「胃癌治療ガイドライン第 5 版」，「食道診療ガイドライン 2017 年版」では，JCOG9502 試験の結果から，腫瘍口側縁が食道胃接合部から 3 cm 以下の場合には非開胸経裂孔アプローチが標準治療と位置づけられている。

　本 CQ に対して esophagogastric junction cancer, Siewert TypeⅡ, mediastinal lymph node dissection（lymphadenectomy），食道胃接合部癌を検索キーワードとし，2019 年 12 月までを検索期間として文献検索を行ったところ，PubMed 217 編，

Cochrane 167編, 医中誌2編が抽出された。本CQでは, 西分類およびSiewert type
Ⅱに該当する食道胃接合部癌を対象とした縦隔郭清の論文を抽出した。一次, 二次
スクリーニングを経て, 37編の症例集積研究に対して定性的システマティックレ
ビューを行った[1-37]。37編中32編はSiewert分類[1-6,8-23,25-33,37], 4編は西分類[7,24,35,36],
1編は接合部上下1cm以内と定義されていた[34]。37編の報告からアウトカムとし
て縦隔リンパ節転移率および郭清効果指数を抽出し, 本CQに対する評価を行った。
リンパ節転移率は [No.105]: 0〜3.4%, [No.106]: 0〜20%, [No.107]: 0〜29%,
[No.108]: 0〜33%, [No.109]: 0〜22%, [No.110]: 0.5〜78%, [No.111]: 0〜40.3%,
[No.112]: 0〜45.1%であった。組織別にみると, 腺癌の上縦隔リンパ節転移率は0〜
15.8%, 中縦隔リンパ節転移率は2〜20%, [No.110]: 3〜12%, [No.111]: 0%,
[No.112]: 3〜13%であり, 扁平上皮癌の上縦隔リンパ節転移率は0〜8.3%, 中縦隔
リンパ節転移率は4〜31.3%, [No.110]: 13〜30%, [No.111]: 4〜8%, [No.112]:
8〜14%であった。一方, 郭清効果指数は [No.105]: 0, [No.106]: 0〜0.8, [No.107]:
0〜2.6, [No.108]: 0〜2.4, [No.109]: 0〜3.8, [No.110]: 1.1〜14.3, [No.111]: 0〜
6.7, [No.112]: 0〜8.3%であった。しかしながら, これらの論文の大部分は後ろ向き
の症例集積研究であるため, 対象や背景にばらつきが大きく, 選択バイアスを含んだ
ものであることに留意する必要がある。

　山下らは, 腫瘍径4cm以下の食道胃接合部癌に関して全国的なアンケート調査
に基づく大規模な後ろ向き研究を行い, 占居部位や組織型に応じて幅があるものの
pT1-T4の症例におけるリンパ節転移率は [No.105]: 0〜1.1%, [No.106]: 0〜5.1%,
[No.107]: 0〜1.7%, [No.108]: 0.8〜4%, [No.109]: 0〜2.8%, [No.110]: 0.5〜
11.9%, [No.111]: 0.3〜3.4%, [No.112]: 0〜2.3%であり, 郭清効果指数は [No.107]:
1.2〜2.6, [No.108]: 0〜2.5, [No.109]: 0〜3.8, [No.110]: 0〜7.8, [No.111]: 0〜
1.2, [No.112]: 0〜1.1であったと報告している[35]。

　黒川らは, 358例のcT2-T4食道胃接合部癌（西分類）を対象に日本胃癌学会・日
本食道学会合同の前向き試験を行い, 各リンパ節の転移率を評価した[36]。各リン
パ節の転移率は [No.105]: 1.0%, [No.106recL]: 1.0%, [No.106recR]: 5.1%,
[No.107]: 3.1%, [No.108]: 5.1%, [No.109L]: 3.1%, [No.109R]: 2.0%, [No.110]:
9.3%, [No.111]: 3.4%, [No.112]: 2.0%という結果であり, 縦隔リンパ節転移率に
は組織型による明らかな差異を認めなかった。また, 食道浸潤長が1.1〜2.0cmの場
合には [No.110]: 6.4%, [No.111]: 2.2%, [No.112]: 2.2%, 2.1〜4.0cmの場合に
は [No.110]: 15.3%, [No.111]: 4.2%, [No.112]: 2.5%, 4.0cmを超えると [No.105]:
3.6%, [No.106recL]: 3.6%, [No.106recR]: 10.7%, [No.107]: 7.1%, [No.108]:
7.1%, [No.109L]: 7.1%, [No.109R]: 3.6%, [No.110]: 28.6%, [No.111]: 10.7%,
[No.112]: 7.1%という結果であり, 食道浸潤長による縦隔リンパ節の郭清範囲の決
定が推奨されると報告している[36]。

　なお，食道胃接合部癌に対する術式別の術後合併症や術後 QOL については，開胸アプローチと経裂孔アプローチを比較した報告は存在するものの[26,31,34,36]，縦隔郭清の有無で術後合併症，手術時間や術後 QOL を比較した論文は存在しなかった。しかし，積極的な縦隔郭清による合併症の増加は十分に予想され，特に上縦隔リンパ節郭清によって反回神経麻痺のリスクが増すことは明らかである。

　以上より，今回のシステマティックレビューの結果から本 CQ への結論を導くことは困難であるが，益と害のバランス，リンパ節転移率および郭清効果指数のデータを考慮したエビデンスの強さ，患者の希望などを勘案し，「cT2 以深の食道胃接合部癌に対する手術において，食道浸潤長が 2 cm 超であれば下縦隔リンパ節郭清を，食道浸潤長が 4 cm 超であれば上中下縦隔リンパ節郭清を行うことを弱く推奨する」とした。ただし，JCOG9502 試験の結果から，食道浸潤長が 2 cm 以下の場合でも，切離断端陰性が十分に確保される範囲の食道に付着する No. 110 の郭清は行うべきと考えられる。なお，E/EG/E＝G の腺癌で食道浸潤長が 1.1〜2.0 cm の場合に下縦隔リンパ節郭清が不要かどうか，また扁平上皮癌で食道浸潤長が 2.1〜4.0 cm の場合に上中縦隔リンパ節郭清が不要かどうかについては今後の検討課題である。

引用文献

［1］ Parry K, Haverkamp L, Bruijnen RCG, et al：Surgical Treatment of Adenocarcinomas of the Gastro-esophageal Junction. Ann Surg Oncol 2015；22：597-603.

［2］ Kurokawa Y, Sasako M, Sano T, et al：Ten-year follow-up results of a randomized clinical trial comparing left thoracoabdominal and abdominal transhiatal approaches to total gastrectomy for adenocarcinoma of the oesophagogastric junction or gastric cardia. Br J Surg 2015；102：341-8.

［3］ Duan XF, Yue J, Tang P, et al：Lymph node dissection for Siewert Ⅱ esophagogastric junction adenocarcinoma：a retrospective study of 3 surgical procedures. Medicine（Baltimore）2017；96：e6120.

［4］ Suh YS, Lee KG, Oh SY, et al：Recurrence Pattern and Lymph Node Metastasis of Adenocarcinoma at the Esophagogastric Junction. Ann Surg Oncol 2017；24：3631-9.

［5］ Hasegawa S, Yoshikawa T, Rino Y, et al：Priority of lymph node dissection for Siewert type Ⅱ/Ⅲ adenocarcinoma of the esophagogastric junction. Ann Surg Oncol 2013；20：4252-9.

［6］ Yoshikawa T, Takeuchi H, Hasegawa S, et al：Theoretical therapeutic impact of lymph node dissection on adenocarcinoma and squamous cell carcinoma of the esophagogastric junction. Gastric Cancer 2016；19：143-9.

［7］ Matsuda T, Takeuchi H, Tsuwano S, et al：Optimal surgical management for esophagogastric junction carcinoma. Gen Thorac Cardiovasc Surg 2014；62：560-6.

［8］ Mönig SP, Baldus SE, Zirbes TK, et al：Topographical distribution of lymph node metastasis in adenocarcinoma of the gastroesophageal junction. Hepatogastroenterology 2002；49：419-22.

［9］ Yonemura Y, Kojima N, Kawamura T, et al：Treatment results of adenocarcinoma of the gastroesophageal junction. Hepatogastroenterology 2008；55：475-81.

［10］Kosugi S, Ichikawa H, Hanyu T, et al：Appropriate extent of lymphadenectomy for squamous cell carcinoma of the esophagogastric junction. Int J Surg 2017；44：339-43.

[11]Schurr PG, Yekebas EF, Kaifi JT, et al：Lymphatic spread and microinvolvement in adeno-carcinoma of the esophago-gastric junction. J Surg Oncol 2006；94：307-15.

[12]Zheng B, Ni CH, Chen H, et al：New evidence guiding extent of lymphadenectomy for esophagogastric junction tumor：Application of Ber-Ep4 Joint with CD44v6 staining on the detection of lower mediastinal lymph node micrometastasis and survival analysis. Medicine （Baltimore）2017；96：e6533.

[13]Dresner SM, Lamb PJ, Bennett MK, et al：The pattern of metastatic lymph node dissemina-tion from adenocarcinoma of the esophagogastric junction. Surgery 2001；129：103-9.

[14]Kurokawa Y, Hiki N, Yoshikawa T, et al：Mediastinal lymph node metastasis and recurrence in adenocarcinoma of the esophagogastric junction. Surgery 2015；157：551-5.

[15]Kakeji Y, Yamamoto M, Ito S, et al：Lymph node metastasis from cancer of the esophago-gastric junction, and determination of the appropriate nodal dissection. Surg Today 2012；42：351-8.

[16]Yabusaki H, Nashimoto A, Matsuki A, et al：Comparison of the surgical treatment strategies for Siewert type Ⅱ squamous cell carcinoma in the same area as esophagogastric junction carcinoma：data from a single Japanese high-volume cancer center. Surg Today 2014；44：1522-8.

[17]Mine S, Sano T, Hiki N, et al：Lymphadenectomy around the left renal vein in Siewert type Ⅱ adenocarcinoma of the oesophagogastric junction. Br J Surg 2013；100：261-6.

[18]Matsuda T, Takeuchi H, Tsuwano S, et al：Sentinel node mapping in adenocarcinoma of the esophagogastric junction. World J Surg 2014；38：2337-44.

[19]Koyanagi K, Kato F, Kanamori J, et al：Clinical significance of esophageal invasion length for the prediction of mediastinal lymph node metastasis in Siewert type Ⅱ adenocarcinoma：A retrospective single-institution study. Ann Gastroenterol Surg 2018；2：187-96.

[20]Yamashita H, Katai H, Morita S, et al：Optimal extent of lymph node dissection for Siewert type Ⅱ esophagogastric junction carcinoma. Ann Surg 2011；254：274-80.

[21]Hosokawa Y, Kinoshita T, Konishi M, et al：Clinicopathological features and prognostic fac-tors of adenocarcinoma of the esophagogastric junction according to Siewert classifica-tion：experiences at a single institution in Japan. Ann Surg Oncol 2012；19：677-83.

[22]Zheng Z, Yin J, Wu H-W, et al：Explored Risk Factors for Lymph Node Metastasis with Siewert Ⅱ/Ⅲ Adenocarcinoma of the Gastroesophageal Junction. Anticancer Res 2017；37：4605-10.

[23]Duan X, Shang X, Tang P, et al：Lymph node dissection for Siewert Ⅱ esophagogastric junc-tion adenocarcinoma：a retrospective study of 136 cases. ANZ J Surg 2018；88：E264-7.

[24]Hoshino I, Gunji H, Ishige F, et al：Surgical treatment strategy for esophagogastric junction cancers based on the tumor diameter. BMC Surg 2019；19：152.

[25]Fujita H, Aikou T, Tsurumaru M, et al：A new N category for cancer in the esophagogastric junction based on lymph node compartments. Esophagus 2007；4：103-10.

[26]Blank S, Schmidt T, Heger P, et al：Surgical strategies in true adenocarcinoma of the esoph-agogastric junction（AEG Ⅱ）：thoracoabdominal or abdominal approach？ Gastric Cancer 2018；21：303-14.

[27]Di Martino N, Izzo G, Cosenza A, et al：Surgical therapy of adenocarcinoma of the esopha-gogastric junction：analysis of prognostic factors. Hepatogastroenterology 2005；52：1110-5.

[28]Siewert JR, Stein HJ, Feith M：Adenocarcinoma of the esophago-gastric junction. Scand J Surg 2006；95：260-9.

[29]Peng J, Wang WP, Yuan Y, et al：Optimal Extent of Lymph Node Dissection for Siewert Type Ⅱ Esophagogastric Junction Adenocarcinoma. Ann Thorac Surg 2015；100：263-9.

[30]Pedrazzani C, de Manzoni G, Marrelli D, et al: Lymph node involvement in advanced gastroesophageal junction adenocarcinoma. J Thorac Cardiovasc Surg 2007; 134: 378-85.

[31]Sasako M, Sano T, Yamamoto S, et al: Left thoracoabdominal approach versus abdominal-transhiatal approach for gastric cancer of the cardia or subcardia: a randomised controlled trial. Lancet Oncol 2006; 7: 644-51.

[32]Hosoda K, Yamashita K, Moriya H, et al: Optimal treatment for Siewert typeⅡ and Ⅲ adenocarcinoma of the esophagogastric junction: A retrospective cohort study with long-term follow-up. World J Gastroenterol 2017; 23: 2723-30.

[33]村上信一，野口剛，橋本剛，他：食道・胃接合部癌の臨床病理学的検討　特に扁平上皮癌と腺癌の比較．日消外会誌 1998; 31: 1057-64.

[34]田村孝史，三浦昭順，了徳寺大郎，他：食道胃接合部癌に対する非開胸・縦隔鏡補助下経裂孔的下部食道切除の有効性についての検討．日消外会誌 2011; 44: 1079-88.

[35]Yamashita H, Seto Y, Sano T, et al: Results of a nation-wide retrospective study of lymphadenectomy for esophagogastric junction carcinoma. Gastric Cancer 2017; 20: 69-83.

[36]Kurokawa Y, Takeuchi H, Doki Y, et al: Mapping of Lymph Node Metastasis From Esophagogastric Junction Tumors: A Prospective Nationwide Multicenter Study. Ann Surg 2021; 274: 120-7.

[37]Omloo JMT, Lagarde SM, Hulscher JBF, et al: Extended transthoracic resection compared with limited transhiatal resection for adenocarcinoma of the mid/distal esophagus: five-year survival of a randomized clinical trial. Ann Surg 2007; 246: 992-1000; discussion 1000-1.

CQ 13　食道胃接合部癌に対する手術において，腹部大動脈周囲リンパ節（No. 16a2lat）郭清は推奨されるか？

推奨文　食道胃接合部癌に対する手術において，腹部大動脈周囲リンパ節（No. 16a2lat）郭清の実施については明確な推奨ができない。（2回投票を行ったが推奨度は決められなかった。エビデンスの強さ C）

解説　本 CQ に対して esophagogastric junction cancer, Siewert typeⅡ, paraaortic lymph node dissection（lymphadenectomy），食道胃接合部癌を検索キーワードとし，2019 年 12 月までを検索期間として文献検索を行ったところ，PubMed 217 編，Cochrane 167 編が抽出された。本 CQ では，西分類および Siewert TypeⅡに該当する食道胃接合部癌を対象とした腹部大動脈周囲リンパ節郭清の論文のシステマティックレビューを行った。抽出された文献からは，食道胃接合部癌を対象に腹部大動脈周囲リンパ節郭清の是非を検証したランダム化比較試験はこれまでに実施されておらず，大部分が単施設（一部多施設を含む）による症例集積研究であった。一次，二次スクリーニングを経て 17 編の症例集積研究に対して定性的システマティックレビューを行った [1-17]。17 編中 9 編は Siewert 分類 [2,3,7,10-12,15-17]，5 編は西分類 [1,5,6,13,14]，3 編は両者に該当する腫瘍を対象としていた [4,8,9]。いずれもラン

ダム化比較試験ではないため，背景因子の差があることに加え，アウトカムの評価
方法にも一貫性に欠けていた。17編の報告からアウトカムとして腹部大動脈周囲リ
ンパ節（No. 16a2）の転移率および郭清効果指数を抽出し，本CQに対する評価を
行った。No. 16a2転移率は1.8～22.2%（腺癌：4.8～23.8%，扁平上皮癌：3.2～16.7%）
であり[1-4,9-11]，郭清効果指数は0～4.8であった[3,4,9-11]。しかしながら，これらの
論文の大部分は後ろ向きの症例集積研究であるため，対象や背景にばらつきが大き
く，選択バイアスを含んだものであることに留意する必要がある。

　3 cm以内の食道浸潤を有する胃癌と食道胃接合部癌を対象とし左開胸アプロー
チと腹部経裂孔アプローチを比較した前向きランダム化比較試験（JCOG9502）の
結果では，Siewert typeⅡの食道胃接合部癌における腹部大動脈周囲リンパ節（No.
16）転移率は9.3%であった[2]。

　山下らは，pT1-T4を含む腫瘍径4 cm以下の食道胃接合部癌に関して全国的なア
ンケート調査に基づく大規模な後ろ向き研究を行い，占居部位や組織型に応じて幅
があるものの No. 16a2リンパ節転移率は0～0.8%であったと報告している[5]。

　黒川らは，358例の cT2-T4食道胃接合部癌（西分類）を対象に日本胃癌学会・日
本食道学会合同の前向き試験を行い，腹部大動脈周囲リンパ節（No. 16a2）の転移
率は4.7%であり，組織型別には腺癌では4.8%，扁平上皮癌では3.2%であったと報
告している[1]。また，腫瘍径が6 cm超の症例では転移率が10.1%であったことか
ら，同じ前向き試験である JCOG9502の結果との相違は，腫瘍径の違いによるもの
が大きいと推測される。

　なお，食道胃接合部癌を対象とした腹部大動脈周囲リンパ節郭清による手術時
間，術後体重減少や術後QOLについて比較したエビデンスは存在しなかったが，
術後合併症については腹部大動脈周囲リンパ節郭清群で膵液瘻が有意に増加したと
の単施設の後ろ向き研究の報告がある[10]。

　以上より，今回のシステマティックレビューの結果から本CQへの結論を導くこ
とは困難であり「食道胃接合部癌に対する手術において，腹部大動脈周囲リンパ節
（No. 16a2lat）郭清の実施については明確な推奨ができない」とした。

引用文献

[1] Kurokawa Y, Takeuchi H, Doki Y, et al: Mapping of Lymph Node Metastasis From Esoph-agogastric Junction Tumors: A Prospective Nationwide Multicenter Study. Ann Surg 2021; 274: 120-7.

[2] Kurokawa Y, Sasako M, Sano T, et al: Ten-year follow-up results of a randomized clinical trial comparing left thoracoabdominal and abdominal transhiatal approaches to total gas-trectomy for adenocarcinoma of the oesophagogastric junction or gastric cardia. Br J Surg 2015; 102: 341-8.

[3] Hasegawa S, Yoshikawa T, Rino Y, et al: Priority of lymph node dissection for Siewert type Ⅱ/Ⅲ adenocarcinoma of the esophagogastric junction. Ann Surg Oncol 2013; 20: 4252-9.

［4］Yoshikawa T, Takeuchi H, Hasegawa S, et al: Theoretical therapeutic impact of lymph node dissection on adenocarcinoma and squamous cell carcinoma of the esophagogastric junction. Gastric Cancer 2016; 19: 143-9.

［5］Yamashita H, Seto Y, Sano T, et al: Results of a nation-wide retrospective study of lymphadenectomy for esophagogastric junction carcinoma. Gastric Cancer 2017; 20: 69-83.

［6］Matsuda T, Takeuchi H, Tsuwano S, et al: Optimal surgical management for esophagogastric junction carcinoma. Gen Thorac Cardiovasc Surg 2014; 62: 560-6.

［7］Yonemura Y, Kojima N, Kawamura T, et al: Treatment results of adenocarcinoma of the gastroesophageal junction. Hepatogastroenterology 2008; 55: 475-81.

［8］Kakeji Y, Yamamoto M, Ito S, et al: Lymph node metastasis from cancer of the esophagogastric junction, and determination of the appropriate nodal dissection. Surg Today 2012; 42: 351-8.

［9］Yabusaki H, Nashimoto A, Matsuki A, et al: Comparison of the surgical treatment strategies for Siewert typeⅡ squamous cell carcinoma in the same area as esophagogastric junction carcinoma: data from a single Japanese high-volume cancer center. Surg Today 2014; 44: 1522-8.

［10］Mine S, Sano T, Hiki N, et al: Lymphadenectomy around the left renal vein in Siewert typeⅡ adenocarcinoma of the oesophagogastric junction. Br J Surg 2013; 100: 261-6.

［11］Yamashita H, Katai H, Morita S, et al: Optimal extent of lymph node dissection for Siewert typeⅡ esophagogastric junction carcinoma. Ann Surg 2011; 254: 274-80.

［12］Hosokawa Y, Kinoshita T, Konishi M, et al: Clinicopathological features and prognostic factors of adenocarcinoma of the esophagogastric junction according to Siewert classification: experiences at a single institution in Japan. Ann Surg Oncol 2012; 19: 677-83.

［13］Hoshino I, Gunji H, Ishige F, et al: Surgical treatment strategy for esophagogastric junction cancers based on the tumor diameter. BMC Surg 2019; 19: 152.

［14］Fujita H, Aikou T, Tsurumaru M, et al: A new N category for cancer in the esophagogastric junction based on lymph node compartments. Esophagus 2007; 4: 103-10.

［15］Peng J, Wang WP, Yuan Y, et al: Optimal Extent of Lymph Node Dissection for Siewert TypeⅡ Esophagogastric Junction Adenocarcinoma. Ann Thorac Surg 2015; 100: 263-9.

［16］Pedrazzani C, de Manzoni G, Marrelli D, et al: Lymph node involvement in advanced gastroesophageal junction adenocarcinoma. J Thorac Cardiovasc Surg 2007; 134: 378-85.

［17］Hosoda K, Yamashita K, Moriya H, et al: Optimal treatment for Siewert typeⅡ and Ⅲ adenocarcinoma of the esophagogastric junction: A retrospective cohort study with long-term follow-up. World J Gastroenterol 2017; 23: 2723-30.

CQ 14 食道胃接合部癌に対する手術において，噴門側胃切除は推奨されるか？

 食道胃接合部癌に対する手術において，噴門側胃切除を行うことを弱く推奨する。（合意率 100%（9/9），エビデンスの強さ C）

解説　胃癌治療ガイドライン第 5 版の CQ3 では，「U 領域の cT1N0 の腫瘍に対して，選択肢の一つとして噴門側胃切除術を弱く推奨する」としていたが，第 6 版の本 CQ

では cT1N0 に限定せず cT2-T4 や cN（＋）症例も含めた食道胃接合部癌を対象として想定している。

　食道胃接合部癌の至適リンパ節郭清範囲は明確なエビデンスがなく，手術術式においても食道癌に準じた右開胸開腹食道切除・胃管再建や，胃癌に準じた経裂孔的下部食道切除・胃全摘などが行われており，術式の選択は外科医や施設による選択に委ねられているのが現状である。一般的に食道胃接合部癌の胃の切除範囲は，胃全摘または噴門側胃切除のいずれかが選択されることが多いが，これは胃の浸潤範囲とリンパ節［No.4d］，［No.5］，［No.6］の郭清意義によって規定される。

　本 CQ に対して esophagogastric junction cancer, Siewert type Ⅱ, proximal gastrectomy, total gastrectomy, reconstruction, 食道胃接合部癌を検索キーワードとし，2019 年 12 月までを検索期間として文献検索を行ったところ，PubMed 217 編，Cochrane 167 編が抽出された。本 CQ では，西分類および Siewert TypeⅡに該当する食道胃接合部癌を対象とした胃全摘または噴門側胃切除の論文のシステマティックレビューを行った。抽出された文献からは，胃全摘と噴門側胃切除での予後を比較したランダム化比較試験は行われておらず，大部分が単施設（一部多施設を含む）による症例集積研究であった。一次，二次スクリーニングを経て，25 編の症例集積研究に対して定性的システマティックレビューを行った[1-25]。25 編中 22 編は Siewert 分類[1-4,6-21,24-25]，2 編は西分類[5,23]，1 編は接合部上下 1 cm 以内と定義されていた[22]。いずれもランダム化比較試験ではないため，背景因子に差があることに加え，アウトカムの評価方法も一貫性に欠けていた。25 編の報告からアウトカムとして噴門側胃切除では郭清を行わないが胃全摘では郭清を行う［No.4d］，［No.5］，［No.6］リンパ節の転移率および郭清効果指数を抽出し，本 CQ に対する評価を行った。リンパ節転移率は［No.4d］：0～8.8％，［No.5］：0～6.4％，［No.6］：0～5％であり，郭清効果指数は［No.4d］：0～2，［No.5］：0～0.5，［No.6］：0～1.6であった。

　山下らは，腫瘍径 4 cm 以下の食道胃接合部癌に関して全国的なアンケート調査に基づく大規模な後ろ向き研究を行い，占居部位や組織型に応じて幅があるものの pT1-T4 の症例におけるリンパ節転移率は［No.4d］：0～0.8％，［No.5］：0～0.5％，［No.6］：0～0.9％であり，郭清効果指数は［No.4d］：0～0.4，［No.5］：0，［No.6］：0.6 であったと報告している[23]。

　黒川らは，358 例の cT2-T4 食道胃接合部癌（西分類）を対象に日本胃癌学会・日本食道学会合同の前向き試験を行い，リンパ節転移率は［No.4d］：2.2％，［No.5］：1.1％，［No.6］：1.7％と，山下らの報告と同様に低値であったものの，腫瘍径が 6 cm を超える症例では［No.4d］，［No.5］，［No.6］リンパ節のいずれかに転移を伴う割合が 10.7％まで上昇することを報告している[24]。また峯らは，国内 7 施設での多施設共同後ろ向き研究の結果，胃への浸潤長が 5 cm を超えた場合には［No.4sb］，［No.4d］，［No.5］，［No.6］リンパ節のいずれかに転移を伴う割合が 20％だったと報

告しており[25]，術式選択の際には腫瘍径や胃浸潤長も考慮すべきであると考えられた。

　なお，食道胃接合部癌に対して胃全摘と噴門側胃切除の間で術後合併症，手術時間，術後体重減少や術後 QOL を比較した論文は存在しなかった。しかし，胃癌に対して胃全摘と噴門側胃切除を比較した後ろ向き研究をまとめたメタアナリシスにおいて，噴門側胃切除が胃全摘よりも術後の栄養状態が良好であったと報告されている[26]。一方で術後の逆流性食道炎に関しては，噴門側胃切除において胃全摘と比較して有意に発生率が高かったと報告されており[26]，噴門側胃切除において食道残胃吻合を行う場合は，逆流性食道炎の発生予防を考慮する必要がある。総合的な術後の QOL に関してはエビデンスに乏しく，今後のさらなる検討が望まれる。

　以上より，今回のシステマティックレビューの結果から本 CQ への結論を導くことは困難であったが，益と害のバランス，リンパ節転移率および郭清効果指数のデータを考慮したエビデンスの強さ，患者の希望などを勘案し，「食道胃接合部癌に対する手術において，噴門側胃切除を行うことを弱く推奨する」とした。ただし，腫瘍径や胃浸潤長の大きい症例に対しては，胃全摘を行うことを推奨する。

引用文献

[1] Duan XF, Yue J, Tang P, et al：Lymph node dissection for Siewert Ⅱ esophagogastric junction adenocarcinoma：a retrospective study of 3 surgical procedures. Medicine（Baltimore）2017；96：e6120.

[2] Hasegawa S, Yoshikawa T, Rino Y, et al：Priority of lymph node dissection for Siewert type Ⅱ/Ⅲ adenocarcinoma of the esophagogastric junction. Ann Surg Oncol 2013；20：4252-9.

[3] Fujitani K, Miyashiro I, Mikata S, et al：Pattern of abdominal nodal spread and optimal abdominal lymphadenectomy for advanced Siewert type Ⅱ adenocarcinoma of the cardia：results of a multicenter study. Gastric Cancer 2013；16：301-8.

[4] Yoshikawa T, Hasegawa S, Takeuchi H, et al：Theoretical therapeutic impact of lymph node dissection on adenocarcinoma and squamous cell carcinoma of the esophagogastric junction. Gastric Cancer 2016；19：143-9.

[5] Matsuda T, Takeuchi H, Tsuwano S, et al：Optimal surgical management for esophagogastric junction carcinoma. Gen Thorac Cardiovasc Surg 2014；62：560-6.

[6] Yonemura Y, Kojima N, Kawamura T, et al：Treatment results of adenocarcinoma of the gastroesophageal junction. Hepatogastroenterology 2008；55：475-81.

[7] Kakeji Y, Yamamoto M, Ito S, et al：Lymph node metastasis from cancer of the esophagogastric junction, and determination of the appropriate nodal dissection. Surg Today 2012；42：351-8.

[8] Yabusaki H, Nashimoto A, Matsuki A, et al：Comparison of the surgical treatment strategies for Siewert type Ⅱ squamous cell carcinoma in the same area as esophagogastric junction carcinoma：data from a single Japanese high-volume cancer center. Surg Today 2014；44：1522-8.

[9] Mine S, Sano T, Hiki N, et al：Lymphadenectomy around the left renal vein in Siewert type Ⅱ adenocarcinoma of the oesophagogastric junction. Br J Surg 2013；100：261-6.

[10] Yamashita H, Katai H, Morita S, et al：Optimal extent of lymph node dissection for Siewert

type Ⅱ esophagogastric junction carcinoma. Ann Surg 2011; 254; 274-80.

［11］Hosokawa Y, Kinoshita T, Konishi M, et al; Clinicopathological features and prognostic factors of adenocarcinoma of the esophagogastric junction according to Siewert classification; experiences at a single institution in Japan. Ann Surg Oncol 2012; 19; 677-83.

［12］Hoshino I, Gunji H, Ishige F, et al; Surgical treatment strategy for esophagogastric junction cancers based on the tumor diameter. BMC Surg 2019; 19; 152.

［13］Fujita H, Aikou T, Tsurumaru M, et al; A new N category for cancer in the esophagogastric junction based on lymph node compartments. Esophagus 2007; 4; 103-10.

［14］Wang JB, Lin MQ, Li P, et al; The prognostic relevance of parapyloric lymph node metastasis in Siewert type Ⅱ/Ⅲ adenocarcinoma of the esophagogastric junction. Eur J Surg Oncol 2017; 43; 2333-40.

［15］Goto H, Tokunaga M, Miki Y, et al; The optimal extent of lymph node dissection for adenocarcinoma of the esophagogastric junction differs between Siewert type Ⅱ and Siewert type Ⅲ patients. Gastric Cancer 2014; 18; 375-81.

［16］Di Martino N, Izzo G, Cosenza A, et al; Surgical therapy of adenocarcinoma of the esophagogastric junction; analysis of prognostic factors. Hepatogastroenterology 2005; 52; 1110-5.

［17］Cai MZ, Lv CB, Cai LS, et al; Priority of lymph node dissection for advanced esophagogastric junction adenocarcinoma with the tumor center located below the esophagogastric junction. Medicine (Baltimore) 2019; 98; e18451.

［18］Siewert JR, Stein HJ, M. Feith; Adenocarcinoma of the esophago-gastric junction. Scand J Surg 2006; 95; 260-9.

［19］Peng J, Wang WP, Yuan Y, et al; Optimal Extent of Lymph Node Dissection for Siewert Type Ⅱ Esophagogastric Junction Adenocarcinoma. Ann Thorac Surg 2015; 100; 263-9.

［20］Pedrazzani C, de Manzoni G, Marrelli D, et al; Lymph node involvement in advanced gastroesophageal junction adenocarcinoma. J Thorac Cardiovasc Surg 2007; 134; 378-85.

［21］Hosoda K, Yamashita K, Moriya H, et al; Optimal treatment for Siewert type Ⅱ and Ⅲ adenocarcinoma of the esophagogastric junction; A retrospective cohort study with long-term follow-up. World J Gastroenterol 2017; 23; 2723-30.

［22］田村孝史，三浦昭順，了徳寺大郎，他；食道胃接合部癌に対する非開胸・縦隔鏡補助下経裂孔的下部食道切除の有効性についての検討．日消外会誌 2011; 44; 1079-88.

［23］Yamashita H, Seto Y, Sano T, et al; Results of a nation-wide retrospective study of lymphadenectomy for esophagogastric junction carcinoma. Gastric Cancer 2017; 20; 69-83.

［24］Kurokawa Y, Takeuchi H, Doki Y, et al; Mapping of Lymph Node Metastasis From Esophagogastric Junction Tumors; A Prospective Nationwide Multicenter Study. Ann Surg 2021; 274; 120-7.

［25］Mine S, Kurokawa Y, Takeuchi H, et al; Distribution of involved abdominal lymph nodes is correlated with the distance from the esophagogastric junction to the distal end of the tumor in Siewert type Ⅱ tumors. Eur J Surg Oncol 2015; 41; 1348-53.

［26］Xu Y, Tan Y, Wang Y, et al; Proximal versus total gastrectomy for proximal early gastric cancer; A systematic review and meta-analysis. Medicine (Baltimore) 2019; 98; e15663.

重要臨床課題7 ▶ 残胃癌に対する治療

CQ 15 　残胃癌に対して脾摘を伴うリンパ節郭清は推奨されるか？

推奨文　残胃進行癌で大彎に浸潤する病変に対しては，脾摘を伴う脾門リンパ節郭清を行うことを弱く推奨する。**（合意率100％（6/6），エビデンスの強さ D）** 大彎に浸潤しない病変に対しては，行わないことを弱く推奨する。**（合意率100％（6/6），エビデンスの強さ D）**

解説　　本CQに対する推奨の作成を行ううえで，残胃癌に対し胃全摘を施行する際の脾摘の有無を比較した場合の「再発，死亡」「術後合併症」をアウトカムとして設定した。

MEDLINEで"remnant gastric cancer"，"gastrectomy"，"splenectomy"，"splenic hilar dissection"，"thrombosis"，"pneumonia"のキーワードで検索した。医中誌，Cochrane Libraryも同様のキーワードで検索した。検索期間は2019年9月までとした。上記のキーワードにて116編が抽出された。一次スクリーニングで41編，二次スクリーニングで22編の論文が抽出された。脾摘群と脾温存群を比較した論文は，いずれも日本からの後ろ向き観察研究であり，前向き研究はみられなかった。

2020年5月，Kataiら[1]は，本邦の胃癌登録を用いた残胃進行癌の大規模なコホート研究結果を報告している。この論文は比較研究ではないが，本邦の多数例を用いた郭清効果を検討した重要論文であるため，本ガイドラインで取り上げた。

大彎に浸潤しない初発の上部進行胃癌に対しては，脾摘と脾温存を比較した臨床試験（JCOG0110）により，脾摘が合併症を増加させる一方で，脾温存の非劣性が証明されている[2]。一方，脾門リンパ節の転移頻度は非大彎病変で2.4％[2]だったのに対し大彎病変では13.4～16.7％と高い[3-5]。脾門リンパ節の郭清効果が大彎病変で高いことも報告されている[3-5]。大彎病変に対しては脾摘を伴う脾門リンパ節郭清の意義が否定されていない。

残胃癌では，初回手術の影響でリンパ流が変化しリンパ節転移様式も変化している可能性があるが，初回手術で郭清していない胃領域リンパ節が郭清されてきた。残胃進行癌に対しては，脾門リンパ節の完全郭清を目的として，脾摘が行われることも多い。残胃癌における脾門リンパ節の転移頻度は15～30.4％と報告されている[6-8]。これまで，残胃癌に対して，脾摘と脾温存を比較した前向き研究はなく，脾摘の選択に大きなバイアスがかかった後ろ向き研究しかない。

Watanabeら[4]は，非大彎病変に対する脾摘34例と脾温存31例，および大彎病変に対する脾摘19例と脾温存9例の生存曲線を比較している。生存曲線は，非大彎

病変および大彎病変ともに，脾摘群に対し脾温存群で逆に上回っているように見えるが有意差はない。脾門リンパ節転移率は大彎病変の16.7％に対し非大彎病変では2.0％，脾門リンパ節郭清効果は大彎病変で6.3だったのに対し非大彎病変では0と，脾摘による脾門リンパ節郭清には一定の郭清効果がある可能性もある。Sugitaら[9]は，T3/T4に対し，脾摘群（n＝17）が脾温存群（n＝10）に比し有意に生存曲線が上回っていた。しかしながら，いずれの報告も症例数が限られた後ろ向き研究である。

　Kataiら[1]は，本邦の胃癌登録データを用いた残胃進行癌3,174例（初回良性1,194例，初回悪性1,841例）のリンパ節転移と転移陽性例の5年生存率，および郭清効果について報告している。初回悪性であった場合，脾門リンパ節転移率は非大彎病変で7.3％（10/137）であったのに対し大彎病変で36.8％（14/38），郭清効果は非大彎病変で2.4であったのに対し大彎病変で10.5，といずれも大彎病変で高かった。また，大彎病変での脾門リンパ節の郭清効果は，他のどの領域リンパ節よりも高く，最も郭清効果の高いリンパ節であることが示されている。初回良性であった場合には，脾門リンパ節転移率は非大彎病変で15.4％（23/149）であったのに対し大彎病変で29.8％（14/47）と大彎病変での転移率が高かったが，郭清効果は非大彎病変で5.6であったのに対し大彎病変で2.4と大彎病変ではむしろ低かった。なお，Kataiらの報告では，初回良性・悪性に分けての初回病変に対する手術術式の詳細は記載されていない。

　合併症を比較した，3つの後ろ向き研究[4,9,10]は，いずれも，脾摘により合併症が増加することを示している。これら3つの後ろ向き研究のメタアナリシスでは，リスク比2.02［95％信頼区間：1.36-3.00］と脾摘により有意に合併症が増加している。これらの報告は，JCOG0110の結果とも一致している。

　以上より，初回悪性の残胃進行癌で大彎に浸潤する病変に対しては，脾摘を伴う脾門リンパ節郭清を行うことを弱く推奨する。大彎に浸潤しない病変に対しては，これを行わないことを弱く推奨する。

引用文献

[1] Katai H, Ishikawa T, Akazawa K, et al：Optimal extent of lymph node dissection for remnant advanced gastric carcinoma after distal gastrectomy：a retrospective analysis of more than 3000 patients from the nationwide registry of the Japanese Gastric Cancer Association. Gastric Cancer 2020；23：1091-101.

[2] Sano T, Sasako M, Mizusawa J, et al：Randomized Controlled Trial to Evaluate Splenectomy in Total Gastrectomy for Proximal Gastric Carcinoma. Ann Surg 2017；265：277-83.

[3] Maezawa Y, Aoyama T, Yamada T, et al：Priority of lymph node dissection for proximal gastric cancer invading the greater curvature. Gastric Cancer 2018；21：569-72.

[4] Watanabe M, Kinoshita T, Morita S, et al：Clinical impact of splenic hilar dissection with splenectomy for gastric stump cancer. Eur J Surg Oncol 2019；45：1505-10.

[5] Yura M, Yoshikawa T, Otsuki S, et al：The Therapeutic Survival Benefit of Splenic Hilar

Nodal Dissection for Advanced Proximal Gastric Cancer Invading the Greater Curvature. Ann Surg Oncol 2019；26：829-35.

［6］Sasako M, Maruyama K, Kinoshita T, et al：Surgical treatment of carcinoma of the gastric stump. Br J Surg 1991；78：822-4.

［7］Ohashi M, Morita S, Fukagawa T, et al：Surgical treatment of non-early gastric remnant carcinoma developing after distal gastrectomy for gastric cancer. J Surg Oncol 2015；111：208-12.

［8］Kodera Y, Yamamura Y, Torii A, et al：Gastric stump carcinoma after partial gastrectomy for benign gastric lesion：what is feasible as standard surgical treatment? J Surg Oncol 1996；63：119-24.

［9］Sugita H, Oda E, Hirota M, et al：Significance of lymphadenectomy with splenectomy in radical surgery for advanced（pT3/pT4）remnant gastric cancer. Surgery 2016；159：1082-9.

［10］Iguchi K, Kunisaki C, Sato S, et al：Evaluation of Optimal Lymph Node Dissection in Remnant Gastric Cancer Based on Initial Distal Gastrectomy. Anticancer Res 2018；38：1677-83.

重要臨床課題 8 ▶ ERAS プロトコールの意義

CQ 16 胃切除術の周術期管理に ERAS プロトコールは推奨されるか？

推奨文 胃切除術の周術期管理に ERAS プロトコールを強く推奨する。（合意率 100％（8/8），エビデンスの強さ A）

解説 本 CQ に対する推奨の作成を行ううえで，胃癌に対する周術期管理として，従来型の管理と ERAS 管理とを比較した場合の「在院日数」，「術後合併症」をアウトカムとして設定した。

MEDLINE で"ERAS（enhanced recovery after surgery）"，"gastric cancer"，"perioperative care"，"recovery"のキーワードで検索した。医中誌，Cochrane Library も同様のキーワードで検索した。検索期間は 2019 年 9 月までとした。上記のキーワードにて 116 編が抽出された。一次スクリーニングで 91 編，二次スクリーニングで 29 編の論文が抽出された。

従来型管理と ERAS 管理を比較した論文は，「在院日数」をアウトカムしたランダム化比較試験が 10 編と観察研究が 2 編，「術後合併症」をアウトカムとしたランダム化比較試験が 11 編と観察研究が 3 編であった。

Enhanced Recovery After Surgery（ERAS）とは，術後の早期回復を促す包括的な周術期管理プログラムである[1]。ERAS プロトコールとして推奨されている項目は，入院前の情報提供と努力目標の確認，術前腸管処置の廃止，術前絶飲食の廃

止と炭水化物含有水の負荷，術前投薬の廃止，術後経鼻胃管チューブ留置の廃止，短期間作用麻酔薬の使用，硬膜外麻酔の使用，周術期補液負荷の回避，手術創の縮小化と不要なドレーンの排除，術中低体温の予防，早期離床促進，術後疼痛制御の徹底，術後嘔気/嘔吐予防策の定型化，術後腸管運動促進，膀胱カテーテル使用期間の短縮，早期経口摂取開始，臨床的アウトカムの報告義務化と多岐にわたる[1]。離床や腸管機能の回復が早まることで，肺炎や腸閉塞のリスクが減少し入院期間の短縮が期待される反面，早期の経口摂取開始による吻合部に対する過負荷が縫合不全を助長するリスクが懸念されてきた。また，本邦で定型的に行われている D2 郭清後には膵液漏が 2% 程度発症する[2-4]。膵液漏管理のためのドレーン留置を手控えることで，膵液漏が重症化するリスクも懸念されてきた。一方，本邦では，ERASが提唱される以前より，術後在院日数を短縮するためのクリニカルパスが導入されている。経口摂取開始時期も早く，幽門側胃切除後で 3-4 日，胃全摘術後で 3-5 日としている施設が多い[5]。

　従来型管理と ERAS 管理を比較したランダム化比較試験は，韓国や中国など海外からの報告が多い[6-16]。在院日数は ERAS 群で短縮し，合併症は同等との報告が多い。ERAS および早期経口摂取開始を検証したランダム化比較試験のメタアナリシスでは，術後在院日数（評価可能 7 試験[6-9,12,14,15]）が約 1.92 日［95％信頼区間：0.18〜3.88 日］短縮する一方で，合併症（評価可能 11 試験[6-16]）はリスク比 0.86［95％信頼区間：0.65-1.14］と増加することはなかった。

　従来型の周術期管理と ERAS 管理を比較したランダム化試験は，本邦より単施設からの報告が 1 編ある。Tanaka らは[10]，経口摂取を術後 2 日目から開始する ERAS群と，術後 3 日目より開始する従来群とを比較している。ERAS 群で術後の排ガスや排便までの日数が有意に短縮するとともに術後疼痛が減弱し，術後在院日数が有意に短縮していたが，合併症や再入院は両群で差がなかったと報告している。

　また，早期経口摂取開始による介入を検証したランダム化比較試験は本邦多施設からの報告が 1 編ある。Shimizu らは[13]，本邦 16 施設からの多施設共同ランダム化比較試験結果を報告している。介入群では術後 1 日目より，対照群では幽門側胃切除症例で術後 3 日/胃全摘症例で術後 4 日より，経口摂取が開始されている。術後在院日数は，幽門側胃切除症例では両群ともに 10 日と差異を認めなかったが，胃全摘症例では早期経口開始群で 10 日に対し対照群で 12 日と有意に短縮していた。一方，合併症は，術式によらず早期経口開始群で増加しており，特に幽門側胃切除症例では有意差を認めた。縫合不全は両群で差異を認めていないが，早期経口開始群では幽門側胃切除症例で胃排出遅延を多く認めた。

　以上より，胃癌手術の周術期管理として，ERAS 管理を強く推奨する。合併症を増加させることなく術後在院日数を短縮することが期待できる。しかしながら，経口摂取開始時期が早すぎると，合併症が増加するリスクがある。至適な開始時期に

ついてのさらなる検討が望まれる。

引用文献

[1] Fearon KHC, Ljungqvist O, Von Meyenfeldt M, et al: Enhanced recovery after surgery: a consensus review of clinical care for patients undergoing colonic resection. Clin Nutr 2005; 24: 466-77.

[2] Sano T, Sasako M, Yamamoto S, et al: Gastric cancer surgery: morbidity and mortality results from a prospective randomized controlled trial comparing D2 and extended para-aortic lymphadenectomy--Japan Clinical Oncology Group study 9501. J Clin Oncol 2004; 22: 2767-73.

[3] Kurokawa Y, Doki Y, Mizusawa J, et al: Bursectomy versus omentectomy alone for resectable gastric cancer（JCOG1001）: a phase 3, open-label, randomised controlled trial. Lancet Gastroenterol Hepatol 2018; 3: 460-8.

[4] Sano T, Sasako M, Mizusawa J, et al: Randomized Controlled Trial to Evaluate Splenectomy in Total Gastrectomy for Proximal Gastric Carcinoma. Ann Surg 2017; 265: 277-83.

[5] Yamagata Y, Yoshikawa T, Yura M, et al: Current status of the "enhanced recovery after surgery" program in gastric cancer surgery. Ann Gastroenterol Surg 2019; 3: 231-8.

[6] Hur H, Kim SG, Shim JH, et al: Effect of early oral feeding after gastric cancer surgery: a result of randomized clinical trial. Surgery 2011; 149: 561-8.

[7] Kim JW, Kim WS, Cheong JH, et al: Safety and efficacy of fast-track surgery in laparoscopic distal gastrectomy for gastric cancer: a randomized clinical trial. World J Surg 2012; 36: 2879-87.

[8] Abdikarim I, Cao XY, Li SZ, et al: Enhanced recovery after surgery with laparoscopic radical gastrectomy for stomach carcinomas. World J Gastroenterol 2015; 21: 13339-44.

[9] Mingjie X, Luyao Z, Ze T, et al: Laparoscopic Radical Gastrectomy for Resectable Advanced Gastric Cancer Within Enhanced Recovery Programs: a Prospective Randomized Controlled Trial. J Laparoendosc Adv Surg Tech A 2017; 27: 959-64.

[10] Tanaka R, Lee SW, Kawai M, et al: Protocol for enhanced recovery after surgery improves short-term outcomes for patients with gastric cancer: a randomized clinical trial. Gastric cancer 2017; 20: 861-71.

[11] Kang SH, Lee Y, Min SH, et al: Multimodal Enhanced Recovery After Surgery（ERAS）Program is the Optimal Perioperative Care in Patients Undergoing Totally Laparoscopic Distal Gastrectomy for Gastric Cancer: a Prospective, Randomized, Clinical Trial. Ann Surg Oncol 2018; 25: 3231-8.

[12] Zang YF, Li FZ, Ji ZP, et al: Application value of enhanced recovery after surgery for total laparoscopic uncut Roux-en-Y gastrojejunostomy after distal gastrectomy. World J Gastroenterol 2018; 24: 504-10.

[13] Shimizu N, Oki E, Tanizawa Y, et al: Effect of early oral feeding on length of hospital stay following gastrectomy for gastric cancer: a Japanese multicenter, randomized controlled trial. Surg Today 2018; 48: 865-74.

[14] Zhao J, Wang G, Jiang ZW, et al: Patients Administered Neoadjuvant Chemotherapy Could be Enrolled into an Enhanced Recovery after Surgery Program for Locally Advanced Gastric Cancer. Chin Med J（Engl）2018; 131: 413-9.

[15] Wang WK, Tu CY, Shao CX, et al: Impact of enhanced recovery after surgery on postoperative rehabilitation, inflammation, and immunity in gastric carcinoma patients: a randomized clinical trial. Braz J Med Biol Res 2019; 52: e8265.

[16] Gao L, Zhao Z, Zhang L, et al: Effect of early oral feeding on gastrointestinal function recov-

ery in postoperative gastric cancer patients: a prospective study. J BUON 2019; 24: 194-200.

重要臨床課題 9 　術後フォローアップの意義

CQ 17 　術後計画的フォローは推奨されるか？

推奨文

再発の早期発見，生存期間の延長という観点からは胃癌根治切除後に計画的フォローは有用とはいえない。ただし，再発後治療が有効である場合には生存期間の延長が得られる可能性があり，胃切除後の生活指導や胃切除術後障害への対応などを加味し，術後計画的フォローを行うことを弱く推奨する。（合意率 100%（8/8），エビデンスの強さ D）

解説　　日常診療における計画的フォローに関しては，本邦では以前から積極的に実施されており，胃癌治療ガイドライン第 5 版でも進行度別のフォローアップ計画が提示されている。しかしながら，欧米特に欧州では計画的フォローは行われておらず，計画的フォローが延命に寄与するという明確なエビデンスは存在しない。本 CQ では計画的フォローが再発の早期発見および生存期間の延長に寄与するかどうかをエビデンスをもとに検討した。

　本 CQ に対する推奨の作成を行ううえで，積極的フォローを行った場合の再発の早期発見，生存期間の延長をアウトカムとして設定した。

　MEDLINE で "stomach"，"cancer"，"surgery"，"follow-up"，"surveillance"，"biomarker" のキーワードで検索した。医中誌，Cochrane Library も同様のキーワードで検索した。検索期間は 2019 年 9 月までとした。上記のキーワードにて 252 編が抽出された。一次スクリーニングで 38 編，二次スクリーニングで 17 編の論文が抽出された。

　計画的フォローに関するランダム化比較試験は 1 編存在し，総説は 5 編存在したが，うちシステマティックレビューは 1 編であった。それ以外は観察研究であり，1 編は前向きで，残りは全て後ろ向き研究であった。

　Bjerring ら[1] は，胃癌，食道胃接合部癌，膵癌を対象とし，PET-CT を計画的に行う imaging follow-up 群と standard follow-up 群に無作為に割り付けし，再発後の腫瘍に対する治療を受けることができた患者割合を primary endpoint とする無作為化比較臨床第Ⅱ相試験を実施した。その結果，imaging follow-up 群において有意に化学療法を施行できた患者割合が高率で，無症候性の患者における再発後生存期間が延長していたが，全生存期間には差が認められなかった。しかし，症例数が

少なく，疾患に偏りもあるため断定的な結論は得られていない[1]。

　再発の早期発見に関する研究は存在しなかったが，Takahashi ら[2] は術後補助化学療法に関する臨床試験において CEA，CA19-9 の再発モニタリングの有用性に関して前向きに検討し，画像診断より早期に再発を予測できることを報告している。

　多くの後ろ向き観察研究では，再発時の症状の有無について検討されており，計画的フォローが行われている場合，無症状群では再発後生存期間が有症状群に比べて長い傾向にある。一方で，無症状群の無再発生存期間が有症状群より短い傾向にあり，手術後の全生存期間では差が認められなかった[3-7]。

　計画的フォローアップにより無症状で再発が確認される症例が増加する可能性はあるが，再発後に治癒が望める治療が存在しない限り全生存期間を延長させることはできない[3]。特に腹膜播種再発ではその傾向が顕著であった[4]。

　今後，より有効性の高い化学療法の開発や，conversion surgery の有効性が確立された場合に，計画的フォローが有用である事が証明される可能性はある。

　このように現時点で計画的フォローによる全生存期間の改善は期待できないが，胃癌術後の生活指導や，胃切除術後障害への対応などを含め，患者 QOL の改善，精神的ケアを目的とした計画的フォローは有用と思われる。

引用文献

[1] Bjerring OS, Fristrup CW, Pfeiffer P, et al: Phase Ⅱ randomized clinical trial of endosonography and PET/CT versus clinical assessment only for follow-up after surgery for upper gastrointestinal cancer（EUFURO study）. Br J Surg 2019; 106: 1761-8.
[2] Takahashi Y, Takeuchi T, Sakamoto J, et al: The usefulness of CEA and/or CA19-9 in monitoring for recurrence in gastric cancer patients: a prospective clinical study. Gastric Cancer 2003; 6: 142-5.
[3] Kodera Y, Ito S, Yamamura Y, et al: Follow-up surveillance for recurrence after curative gastric cancer surgery lacks survival benefit. Ann Surg Oncol 2003; 10: 898-902.
[4] Fujiya K, Tokunaga M, Makuuchi R, et al: Early detection of nonperitoneal recurrence may contribute to survival benefit after curative gastrectomy for gastric cancer. Gastric Cancer 2017; 20: 141-9.
[5] Eom BW, Ryu KW, Lee JH, et al: Oncologic effectiveness of regular follow-up to detect recurrence after curative resection of gastric cancer. Ann Surg Oncol 2011; 18: 358-64.
[6] Bennett JJ, Gonen M, D'Angelica M, et al: Is detection of asymptomatic recurrence after curative resection associated with improved survival in patients with gastric cancer? J Am Coll Surg 2005; 201: 503-10.
[7] Cardoso R, Coburn NG, Seevaratnam R, et al: A systematic review of patient surveillance after curative gastrectomy for gastric cancer: a brief review. Gastric Cancer 2012; 15 Suppl 1: S164-7.

重要臨床課題 10 ▶ 全身化学療法の適応

CQ 18 高齢の切除不能進行・再発胃癌症例に対して化学療法は推奨されるか？

推奨文
> 高齢の切除不能進行・再発胃癌症例では，患者の状態を慎重に評価したうえで，状態良好（fit）であれば，化学療法を行うことを強く推奨する。（合意率 100%（4/4），エビデンスの強さ B）
> それ以外の場合（vulnerable/unfit）は状況が多彩であるため，明確な推奨ができない。（合意率 100%（4/4））

解説　　本 CQ に対する推奨の作成を行ううえで，高齢（65 歳もしくは 70 歳以上）の切除不能進行・再発胃癌症例を対象として化学療法を行った場合の，生存期間・有害事象・QOL をアウトカムとして設定した。

　重要臨床課題として“全身化学療法の適応”を設定し，MEDLINE で“Gastric cancer”，“Stomach neoplasms”，“Aged”“Geriatric”，“Elder”，“Senile”，“Senescence”，“Peritoneal dissemination”，“metastasis”，“Ascites”，“Oral intake”，“Disseminated intravascular coagulation（DIC）”，“Bone marrow metastasis”，“Bone marrow carcinomatosis”，“Bone neoplasms”，“Central nervous system neoplasms”，“Brain metastasis”，“Cranial metastasis”，“Precision medicine”のキーワードで検索した。Cochrane Library も同様のキーワードで検索した。検索期間は 2000 年 1 月から 2019 年 9 月までとした。上記のキーワードにて 577 編（Cochrane Library 216 編，MEDLINE 391 編）が抽出された。一次スクリーニングで 84 編，二次スクリーニングで 38 編の論文が抽出された。

　70 歳以上の胃癌罹患患者数は年間 81,210 人と推計され（2015 年），これは全胃癌罹患患者全体の約 65%に相当する。65 歳以上の胃癌罹患患者数は年間 100,482 人と推計され（2015 年），これは全胃癌罹患患者全体の約 81%に相当する[1]が，REGARD，RAINBOW 試験（適格規準に年齢上限なし）における 65 歳以上の割合は，全登録症例全体の約 37%に過ぎない[2,3]。この点からも，臨床試験登録症例が実地臨床における胃癌全体を反映しているわけではないことに留意する必要がある。また，70 歳以上の胃癌死亡数は年間 34,610 人と推計され（2018 年），これは全胃癌死亡数の約 78%に相当する[1]。すなわち，高齢者の切除不能進行・再発胃癌患者が化学療法の対象となる可能性は十分あり，治療のコンセンサスを得ることは重要である。

　世界保健機構，日米 EU 医薬品規制調和国際会議における ICH-E7「高齢者に使用される医薬品の臨床評価法に関するガイドライン」では，65 歳以上を高齢者と定め

ている[4]。ただし，治療方針の決定にあたり，高齢者を一概に暦年齢により定義するのは必ずしも適切とは考えられていない。周知のとおり，高齢者は，若年者と比較して身体的，精神的，社会的に異なる点が多い。日本老年医学会「高齢者に対する適切な医療提供の指針」では，高齢者と若年者を区別して薬物療法を実施するべきであると提言されている[5]。また，NCCN ガイドライン Older Adult Oncology では，患者を余命，意思決定能力，治療目標，副作用リスクによって fit/vulnerable/unfit（適応/脆弱/不適応）に分類し，標準治療，減量治療，対症療法を選択することが提案されている[6]。

　後方視的検討は，わが国中心に多数報告されている。S-1 単剤の成績を若年者（65歳以下），前期高齢者（66 歳以上 75 歳以下），後期高齢者（76 歳以上）に分けた検討で，有効性は若年者と前期高齢者がほぼ同等で，後期高齢者で無増悪・全生存期間が他と比較し不良，安全性は後期高齢者では貧血，倦怠感などが高いので留意が必要，という結果であった[7]。また，70 歳以上の S-1 単剤もしくは S-1＋CDDP（SP）療法と行った 464 例の検討で，propensity score で選択された 218 例の検討において，両治療群の有効性に差異を認めず，SP 群の毒性が高度であった[8]。一方，韓国では，全 1,872 例のうち 70 歳以上の高齢者 792 例の，大規模 population-based study として，化学療法群と best supportive care 群の治療成績を比較する検討が行われ，化学療法群において明らかな良好な生存期間（OS）を認め，治療可能な高齢者では化学療法を行うことが望ましいという結論が得られた[9]。

　単群の第Ⅱ相試験として，アジア中心に，高齢者を対象（対象は 65 歳，70 歳以上などと試験毎に異なる）として複数行われており，FOLFOX，CapeOX 療法などのフッ化ピリミジン系薬剤と，プラチナ製剤としてオキサリプラチンを用いた併用レジメンが採用され，いずれも安全性と有効性の報告がなされている[10-14]。わが国からは 75 歳以上を対象として S-1 単剤を評価する 2 試験が行われ，いずれも安全性と有効性が報告されている[15,16]。また，同様にわが国から 65 歳以上の HER2 陽性胃癌を対象とした，S-1＋トラスツズマブ療法の試験が行われ，奏効率 41％，OS中央値 15.8 カ月と良好な有効性を示し，毒性に関しても忍容性良好であった[17]。

　第Ⅱ相比較試験として，韓国から Cape 単剤と S-1 単剤を比較する 2 試験が行われ，安全性と有効性はほぼ同程度であり，いずれも選択肢となり得ることが報告された[18,19]。日本では，S-1 に対する SOX 療法の OS における優越性を検討する比較第Ⅱ相試験（WJOG8315G 試験）が進行中である。2020 年 8 月全 160 例が登録完了し，結果解析待ちである。

　第Ⅲ相比較試験として，韓国から 70 歳以上を対象にした，CapeOX 療法と Cape 単剤の OS を比較する試験が行われ，200 例登録予定であったが 50 例登録時点の中間解析において，CapeOX 群の OS 中央値が 11.1 カ月，Cape 単剤群が 6.3 カ月（ハザード比［HR］：0.58，p＝0.108）であり，有効中止となった[20]。

　第Ⅲ相試験の年齢別サブグループ解析として，日本の SPIRITS 試験と G-SOX 試験の報告がある。SPIRITS 試験の年齢別解析では，60 歳未満では SP 群が S-1 単独群より OS は良好（HR：0.75，p＝0.14）であったが，60-69 歳では HR：0.98，70-74 歳では HR：0.9 と，高年齢層で SP 群の有効性は乏しい傾向にあった[21]。また，G-SOX 試験の年齢別解析では，70 歳以上群では SOX 群は SP 群より良好な傾向を認めた（OS 中央値 17.5 カ月 vs. 13.5 カ月，HR：0.857，p＝0.325；治療成功期間中央値 5.5 カ月 vs. 4.3 カ月，HR：0.683，p＝0.008）[22]。以上，今までの試験はすべて一次化学療法の解析結果である。一方，二次化学療法として行われた，RAINBOW試験，REGARD 試験の統合解析として年齢別解析が行われ，45 歳以下，65 歳未満，65 歳以上，70 歳以上，75 歳以上のすべての年齢層で一貫してラムシルマブの上乗せ効果が示された[23]。

　以上から，高齢の切除不能進行・再発胃癌症例の化学療法に関して，高いエビデンスレベルの報告は少なく，十分高い報告は皆無である。臨床試験に登録できるような fit な症例においては，若年者同様に化学療法や分子標的治療薬の投与を行うことが推奨される。また，レジメンに関して，必ずしもフッ化ピリミジン系薬剤とプラチナ系薬剤の 2 剤併用療法でなくても，フッ化ピリミジン系薬剤単独でも同等の効果が得られる可能性を示唆する報告がある一方，2 剤併用療法の方が良いという報告もあり，現時点で一定の見解は得られていない。さらに，fit 以外の vulnerable/unfit な症例は状況が多彩であることから，明確な推奨は提示できないと判断した。このような症例では，患者の状態に合う，無治療を含めた適切な治療法の選択が望まれる。

　最後に，患者の状態をより適切に評価するため，国際老年学会では身体機能，依存症，認知機能，精神機能，社会的支援，栄養，老年症候群などの評価項目を含んだ高齢者総合的機能評価（Comprehensive Geriatric Assessment，CGA）を提唱しており[24]，今後これらの評価指標による治療選択の有用性が検証される必要がある。

引用文献

[1] 国立がん研究センターがん情報サービス「がん登録・統計」．Available at https://ganjoho.jp/reg_stat/statistics/stat/summary.html

[2] Fuchs CS, Tomasek J, Yong CJ, et al：Ramucirumab monotherapy for previously treated advanced gastric or gastro-oesophageal junction adenocarcinoma（REGARD）：an international, randomised, multicentre, placebo-controlled, phase 3 trial. Lancet 2014；383：31-9.

[3] Wilke H, Muro K, Van Cutsem E, et al：Ramucirumab plus paclitaxel versus placebo plus paclitaxel in patients with previously treated advanced gastric or gastro-oesophageal junction adenocarcinoma（RAINBOW）：a double-blind, randomised phase 3 trial. Lancet Oncol 2014；15：1224-35.

[4] 日米 EU 医薬品規制調和国際会議 ICH-E7：高齢者に使用される医薬品の臨床評価法に関するガイドライン．Available at https://www.pmda.go.jp/files/000156302.pdf

[5] 日本老年医学会：高齢者に対する適切な医療提供の指針．Available at https://www.jpn-geriat-soc.or.jp/proposal/pdf/geriatric_care_GL.pdf

[6] VanderWalde N, Jagsi R, Dotan E, et al：NCCN Guidelines Insights：Older Adult Oncology, Version 2.2016. J Natl Compr Canc Netw 2016；14：1357-70.

[7] Tsushima T, Hironaka S, Boku N, et al：Safety and efficacy of S-1 monotherapy in elderly patients with advanced gastric cancer. Gastric cancer 2010；13：245-50.

[8] Makiyama A, Kunieda K, Noguchi M, et al：First-line chemotherapy with S-1 alone or S-1 plus cisplatin for elderly patients with advanced gastric cancer：a multicenter propensity score matched study. Gastric Cancer 2018；21：792-801.

[9] Lee KW, Lee JH, Kim JW, et al：Population-based outcomes research on treatment patterns and impact of chemotherapy in older patients with metastatic gastric cancer. J Cancer Res Clin Oncol 2016；142：687-97.

[10] Liu ZF, Guo QS, Zhang XQ, et al：Biweekly oxaliplatin in combination with continuous infusional 5-fluorouracil and leucovorin（modified FOLFOX-4 regimen）as first-line chemotherapy for elderly patients with advanced gastric cancer. Am J Clin Oncol 2008；31：259-63.

[11] Dong N, Jiang W, Li H, et al：Triweekly oxaliplatin plus oral capecitabine as first-line chemotherapy in elderly patients with advanced gastric cancer. Am J Clin Oncol 2009；32：559-63.

[12] Zhao JG, Qiu F, Xiong JP, et al：A phaseII study of modified FOLFOX as first-line chemotherapy in elderly patients with advanced gastric cancer. Anticancer Drugs 2009；20：281-6.

[13] Xiang XJ, Zhang L, Qiu F, et al：A phaseII study of capecitabine plus oxaliplatin as first-line chemotherapy in elderly patients with advanced gastric cancer. Chemotherapy 2012；58：1-7.

[14] Catalano V, Bisonni R, Graziano F, et al：A phaseII study of modified FOLFOX as first-line chemotherapy for metastatic gastric cancer in elderly patients with associated diseases. Gastric Cancer 2013；16：411-9.

[15] Koizumi W, Akiya T, Sato A, et al：PhaseII study of S-1 as first-line treatment for elderly patients over 75 years of age with advanced gastric cancer：the Tokyo Cooperative Oncology Group study. Cancer Chemother Pharmacol 2010；65：1093-9.

[16] Imamura H, Kishimoto T, Takiuchi H, et al：PhaseII study of S-1 monotherapy in patients over 75 years of age with advanced gastric cancer（OGSG0404）. J Chemother 2014；26：57-61.

[17] Kimura Y, Fujii M, Masuishi T, et al：Multicenter phaseII study of trastuzumab plus S-1 alone in elderly patients with HER2-positive advanced gastric cancer（JACCRO GC-06）. Gastric Cancer 2018；21：421-7.

[18] Lee JL, Kang YK, Kang HJ, et al：A randomised multicentre phaseII trial of capecitabine vs S-1 as first-line treatment in elderly patients with metastatic or recurrent unresectable gastric cancer. Br J Cancer 2008；99：584-90.

[19] Kim MJ, Kong SY, Nam BH, et al：A randomized phaseII study of S-1 versus capecitabine as first-line chemotherapy in elderly metastatic gastric cancer patients with or without poor performance status：clinical and pharmacogenetic results. Pharmacogenet Genomics 2018；28：23-30.

[20] Hwang IG, Ji JH, Kang JH, et al：A multi-center, open-label, randomized phase III trial of first-line chemotherapy with capecitabine monotherapy versus capecitabine plus oxaliplatin in elderly patients with advanced gastric cancer. J Geriatr Oncol 2017；8：170-5.

[21]Koizumi W, Narahara H, Hara T, et al：S-1 plus cisplatin versus S-1 alone for first-line treat-ment of advanced gastric cancer（SPIRITS trial）：a phase Ⅲ trial. Lancet Oncol 2008；9：215-21.

[22]Bando H, Yamada Y, Tanabe S, et al：Efficacy and safety of S-1 and oxaliplatin combination therapy in elderly patients with advanced gastric cancer. Gastric Cancer 2016；19：919-26.

[23]Muro K, Cho JY, Bodoky G, et al：Age does not influence efficacy of ramucirumab in advanced gastric cancer：Subgroup analyses of REGARD and RAINBOW. J Gastroenterol Hepatol 2018；33：814-24.

[24]Wildiers H, Heeren P, Puts M, et al：International Society of Geriatric Oncology consensus on geriatric assessment in older patients with cancer. J Clin Oncol 2014；32：2595-603.

CQ 19　高度腹膜転移による経口摂取不能または大量腹水を伴う症例に対して化学療法は推奨されるか？

推奨文

高度腹膜転移による経口摂取不能または大量腹水を伴う症例では，全身状態を慎重に評価したうえで化学療法を行うことを弱く推奨する。（合意率100%（5/5），エビデンスの強さ C）

解説

　本 CQ に対する推奨の作成を行ううえで，高度腹膜転移による経口摂取不能または大量腹水を伴う症例を対象として全身化学療法を行った場合の，生存期間・有害事象・QOL・栄養状態をアウトカムとして設定した。

　重要臨床課題として"全身化学療法の適応"を設定し，MEDLINE で"Gastric cancer"，"Stomach neoplasms"，"Aged"，"Geriatric"，"Elder"，"Senile"，"Senes-cence"，"Peritoneal dissemination"，"Metastasis"，"Ascites"，"Oral intake"，"Disseminated intravascular coagulation（DIC）"，"Bone marrow metastasis"，"Bone marrow carcinomatosis"，"Bone neoplasms"，"Central nervous system neoplasms"，"Brain metastasis"，"Cranial metastasis"，"Precision medicine"のキーワードで検索した。Cochrane Library も同様のキーワードで検索した。検索期間は 2000 年 1 月から 2019 年 9 月までとした。上記のキーワードにて 577 編（Cochrane Library 216 編，MEDLINE 391 編）が抽出された。上記 577 編の論文にハンドサーチ 3 編を加えた 580 編より，一次スクリーニングで 38 編，二次スクリーニングで 26 編の論文が抽出された。

　高度腹膜転移による経口摂取不能または大量腹水を伴う症例に対する化学療法は，治療の原則に沿って，全身状態の評価に基づく慎重な適応の検討を要する。このような症例の多くは全身状態不良であり，限られた症例が化学療法の適応となる。また経口内服および利尿目的の補液が困難となるため標準的な一次化学療法を施行できない場合が多く，強度を下げた治療レジメンが検討されてきた。

　画像上で確認できる明らかな腹膜転移を有する症例を対象とした第Ⅲ相試験（JCOG0106試験）[1] では，5-FU持続静注療法（5-FUci；n＝119）とメトトレキサート＋5-FUの時間差療法（n＝118）が比較された。全生存期間に有意な差はなく（9.4カ月 vs. 10.6カ月，ハザード比［HR］：0.94，p＝0.31），5-FUciの毒性が低いことが示された。経口摂取困難な症例では，5-FUciにより41％で経口摂取の改善がみられた。これらの結果より，毒性の少ない5-FUciは選択肢の一つと考えられた。ただし，この臨床試験では大量腹水症例は除外されていた。

　画像上で確認できる明らかな腹膜転移を有する症例に対する二次治療におけるBest available 5-FU（n＝51）とパクリタキセル毎週投与法（n＝49）とを比較したランダム化第Ⅱ相試験（JCOG0407試験）[2] では，パクリタキセル毎週投与法の無増悪生存期間は長かったものの，全生存期間には差はなかった。毒性はパクリタキセル毎週投与法の方が軽度であり，以上より本法も選択肢の一つと考えられた。この臨床試験でも大量腹水症例は除外されている。

　現在切除不能進行・再発胃癌の2次治療の標準レジメンはラムシルマブ＋パクリタキセルである。RAINBOW試験における腹水貯留症例と非貯留症例のサブグループ解析の結果が報告されているが，ラムシルマブ＋パクリタキセルは腹水貯留の有無にかかわらず生存期間の延長に寄与し，重篤な有害事象の頻度にも差はなく，ラムシルマブ＋パクリタキセルも（大量）腹水貯留症例に対し有効であると考えられる。

　フッ化ピリミジン製剤を含む化学療法に不応の症例に対して，アルブミン懸濁型パクリタキセル3週法（nab-PTX），同毎週法（w-nab-PTX），パクリタキセル毎週法（w-sb-PTX）を比較した臨床第Ⅲ相試験（Absolute試験；n＝742）において，後2者の登録症例を対象として，腹膜転移と大量腹水の有無による生存期間が解析された[3]。画像上，腹膜転移はなく大量腹水を認める38例の全生存期間はw-nab-PTX 7.4カ月（n＝19），w-sb-PTX 6.1カ月（n＝19）（HR：0.66）であり，腹膜転移があり大量腹水も認める35例の全生存期間はw-nab-PTX 7.6カ月（n＝15），w-sb-PTX 4.9カ月（n＝20）（HR：0.47）であった。二次治療においても腹膜転移，大量腹水の有無が治療選択の予測因子となる可能性がある。

　上記の試験では経口摂取不能あるいは大量腹水例は一部に含まれるか除外されていたが，2020年に高度腹膜転移による経口摂取不能または大量腹水を有する症例（PS 0-2）を対象とした，初回化学療法の第Ⅱ/Ⅲ相試験（JCOG1108/WJGO7312G試験）[4] が行われた。全生存期間を主要評価項目として，5-FU/l-LV療法（n＝51）と5-FU/l-LV＋パクリタキセル療法（FLTAX；n＝50）を比較した。その結果，生存期間に有意差はなく（7.3カ月 vs. 6.1カ月，HR：0.79，p＝0.14），無増悪生存期間ではFLTAX療法が良好であった（5.4カ月 vs. 1.9カ月，HR：0.64，p＝0.029）。本試験はこれまで臨床試験の対象とされ難かった大量腹水症例を含んでおり，

FLTAX療法は無増悪生存期間の延長と有害事象の認容性が認められた。しかし，大量腹水を有し経口摂取不能であるPS2症例は毒性のため試験早期に登録から除外されており，化学療法を行うことが適切ではないと示唆された。実臨床においても支持療法によるPS改善を図るなど，慎重な対応と化学療法の適応の可否の判断が必要であり，全身状態不良例に対する併用療法など強度の強い化学療法の実施は控えることが望ましい。

　韓国からは，がん性腹水を有する症例に対するFOLFOX4療法の単群第Ⅱ相試験が報告された[5]。一次治療症例（n＝21）と二次治療症例（n＝27）が含まれ，また経口摂取の可否や大量腹水についての評価はないが，全生存期間中央値8.4カ月，無増悪期間中央値3.5カ月と良好であり，腹水減少が35.4％に認められた。G3以上の好中球減少18.8％，発熱性好中球減少症2.6％を認めた。以上より，本療法も全身状態を考慮したうえでの選択肢の一つになると考えられる。

　化学療法歴なしもしくは2カ月未満の化学療法を受けた腹膜播種を有し，かつ腹膜転移または卵巣転移以外の遠隔転移のない切除不能進行・再発胃癌に対するS-1＋パクリタキセル全身投与とパクリタキセル腹腔内投与（n＝114）の，標準全身化学療法（SP療法；n＝50）を比較する臨床第Ⅲ相試験（PHOENIX-GC試験）が報告された[6]。全生存期間（17.7カ月 vs. 15.2カ月，HR：0.72，p＝0.08）では有意な差は示されなかった。サブグループ解析では，骨盤腔を越える中等度腹水の群（n＝45）では，HR：0.38［95％信頼区間：0.16-0.90，p＝0.03］と，試験治療の臨床的有用性が示唆された。本研究ではS-1内服が可能な経口摂取可能例を対象とし，また症状緩和のための排液が必要な大量腹水症例は除外されている点に注意が必要である。パクリタキセル腹腔内投与は保険承認されておらず，本研究対象となった腹膜播種症例に対する治療としては推奨されないが，① 腹腔内投与群の3年生存率は21.9％（標準治療群6.0％）と長期生存例の存在が高い割合で認められたこと，② 患者背景因子として腹腔内投与群で腹水量が多い症例の割合が高く，腹水量で調整した全生存期間におけるHRは0.59［95％信頼区間：0.39-0.87，p＝0.008］と有意に腹腔内投与群で良好であったこと，の2点からは，パクリタキセル腹腔内投与の臨床的有用性が示唆され，今後の臨床研究によるさらなる検討が必要であると考える。

　上記のように，高度腹膜転移による経口摂取不能または大量腹水を伴う症例に対する比較試験で有意に生存を延長する治療法は示されなかった。一方で，予後不良が見込まれる対象症例に対して各研究での全生存期間，無増悪生存期間は一貫して延長する傾向を示している。対象症例は化学療法自体の適応判断が困難であるため，ランダム化比較試験の適格規準や治療レジメンも個々に異なっており，複数の前向き試験が実施されているが，これらの違いを考慮すると，アウトカム全般に対する全体的なエビデンスは弱いと考えられる。また高度腹膜転移による経口摂取不

能または大量腹水を伴う症例の多くはすでに病勢が進行し，QOLの低下がみられる。化学療法を実施しないことで予後不良であることと，何らかの化学療法の実施はより毒性の強い有害事象をもたらし，さらにQOLが低下する可能性がある。そのため治療の方針決定にあたっては，症例の全身状態を評価したうえで，各試験の対象患者の特徴と治療効果・安全性を踏まえ化学療法レジメンを慎重に選択して実施することを弱く推奨する。また以上の報告からは，初回治療の選択肢となるレジメンは5-FU/l-LV療法，FOLFOX4療法，5-FU持続静注療法，二次治療ではw-nab-PTX療法，w-sb-PTX療法，ラムシルマブ＋パクリタキセル療法などが考えられる。

引用文献

［1］ Shirao K, Boku N, Yamada Y, et al：Randomized Phase Ⅲ study of 5-fluorouracil continuous infusion vs. sequential methotrexate and 5-fluorouracil therapy in far advanced gastric cancer with peritoneal metastasis（JCOG0106）. Jpn J Clin Oncol 2013；43：972-80.

［2］ Nishina T, Boku N, Gotoh M, et al：Randomized phase Ⅱ study of second-line chemotherapy with the best available 5-fluorouracil regimen versus weekly administration of paclitaxel in far advanced gastric cancer with severe peritoneal metastases refractory to 5-fluorouracil-containing regimens（JCOG0407）. Gastric Cancer 2016；19：902-10.

［3］ Takashima A, Shitara K, Fujitani K, et al：Peritoneal metastasis as a predictive factor for nab-paclitaxel in patients with pretreated advanced gastric Cancer：an exploratory analysis of the phase Ⅲ ABSOLUTE trial. Gastric Cancer 2019；22：155-63.

［4］ Nakajima TE, Yamaguchi K, Boku N, et al：Randomized phase Ⅱ/Ⅲ study of 5-fluorouracil/l-leucovorin versus 5-fluorouracil/l-leucovorin plus paclitaxel administered to patients with severe peritoneal metastases of gastric cancer（JCOG1108/WJOG7312G）. Gastric Cancer 2020；23：677-88.

［5］ Oh SY, Kwon HC, Lee S, et al：A Phase Ⅱ study of oxaliplatin with low-dose leucovorin and bolus and continuous infusion 5-fluorouracil（modified FOLFOX-4）for gastric cancer patients with malignant ascites. Jpn J Clin Oncol 2007；37：930-5.

［6］ Ishigami H, Fujiwara Y, Fukushima R, et al：Phase Ⅲ Trial Comparing Intraperitoneal and Intravenous Paclitaxel Plus S-1 Versus Cisplatin Plus S-1 in Patients With Gastric Cancer With Peritoneal Metastasis：PHOENIX-GC Trial. J Clin Oncol 2018；36：1922-9.

 CQ 20 骨髄癌腫症を伴う胃癌症例に対して化学療法は推奨されるか？

推奨文　骨髄癌腫症を伴う胃癌症例に対して化学療法を行うことを弱く推奨する。（合意率100％（5/5），エビデンスの強さD）

解説　　本CQに対する推奨の作成を行ううえで，骨髄癌腫症を伴う進行胃癌症例を対象として全身化学療法を行った場合の，生存期間・有害事象・DICの改善・QOL・コスト・輸血頻度をアウトカムとして設定した。

　　重要臨床課題として"全身化学療法の適応"を設定し，MEDLINEで"Gastric

cancer"，"Stomach neoplasms"，"Aged"，"Geriatric"，"Elder"，"Senile"，"Senes-cence"，"Peritoneal dissemination"，"metastasis"，"Ascites"，"Oral intake"，"Disseminated intravascular coagulation（DIC）"，"Bone marrow metastasis"，"Bone marrow carcinomatosis"，"Bone neoplasms"，"Central nervous system neoplasms"，"Brain metastasis"，"Cranial metastasis"，"Precision medicine" のキーワードで検索した。Cochrane Library も同様のキーワードで検索した。検索期間は 2000 年 1 月から 2019 年 9 月までとした。上記のキーワードにて 577 編（Cochrane Library 216 編，MEDLINE 391 編）が抽出された。これにハンドサーチ 1 編を加えた 578 編より，一次スクリーニングで 37 編，二次スクリーニングで 8 編の論文が抽出された。

　骨髄癌腫症は広く全身の骨髄に血行性に癌細胞が播種され，しばしば高度の貧血や播種性血管内凝固（DIC）を合併する予後不良の病態である。骨髄癌腫症をきたしやすい癌種としては前立腺癌，乳癌，肺癌に加えて，胃癌は最も頻度の多い癌種である。本 CQ に対する推奨の作成にあたっては，生存期間の延長を最も重視し，DIC の改善および化学療法に伴う有害事象を重要なアウトカムと考えた。しかし研究報告自体は乏しく，ランダム化比較試験も行われていないため，限られた情報から適切な治療法を検討する必要があった。

　胃癌 32 例を含む骨髄癌腫症を伴う固形癌 83 例の解析の結果，生存期間中央値は 49 日であった。多変量解析の結果，ECOG PS1 以下，原発巣（前立腺癌），血小板数 $5×10^4$/mL 以上，全身化学療法が予後因子であり，このうち 2-3 個の予後因子を有する症例と 0-1 個の予後因子を有する症例の生存期間中央値はそれぞれ 173 日，33 日であり，統計学的に有意な差を認めている ［HR：0.30，95％信頼区間：0.17-0.52，p＜0.001］[1]。

　骨髄癌腫症を伴う胃癌 39 症例を対象とした後方視的研究において，多変量解析の結果，低ナトリウム血症，肺転移，腹膜播種が予後不良因子と同定された。予後不良因子のない 19 症例の全生存期間は化学療法群（9 例）96 日，BSC 群（10 例）44 日であり，有意に化学療法群が良好であった（p＝0.048）。予後不良因子を一つ以上有する 20 症例の全生存期間中央値は，化学療法群（11 例：29 日），BSC 群（9 例：17 日）であり，生存期間の延長は得られなかった。本研究では，13 例はタキサン系薬剤＋シスプラチン，7 名は mFOLFOX あるいは FOLFIRI による化学療法を受けており，本邦における初回標準化学療法とは異なる症例が含まれている[2]。

　DIC の改善については，診断時に DIC を合併した胃癌 21 症例の後方視的解析の結果が報告されている。このうち 18 例（85.7％）で骨転移を認めた。14 例が化学療法を受け，コントロール不能な出血のため 7 例は BSC のみであった。全生存期間中央値は 58 日で，化学療法群 99 日，BSC 群 16 日と化学療法群で有意に良好な結果であった（p＜0.001）。多変量解析においても化学療法が独立した予後良好因子で

あった[3]。

　5-FU 2,600 mg/m^2＋ロイコボリン 300 mg/m^2（24 時間持続静注，毎週投与）による化学療法を行った 19 症例の後方視的検討の結果が台湾より報告されている。19 例のうち 14 例で骨髄液検査が行われ，全例で骨髄転移を伴っていた。14 例において DIC の改善（出血症状の改善，血小板数＞10 万/μL および DIC スコアの改善）が得られたと報告されている[4]。

　本邦からは診断時に DIC を合併した胃癌 22 症例の後方視的解析の結果が報告されている。22 例中 18 例（82%）で骨転移を認めた。MF 療法（MTX 100 mg/m^2＋5FU 600 mg/m^2, weekly）により，17 例（77%）で DIC スコア 5 未満への改善が得られ，全生存期間中央値は 154 日であった[5]。

　このように本 CQ に関する報告は，BSC 群との比較研究も含め，少数例の後方視的解析のためバイアスリスクがあるが，概して化学療法による生存の延長，DIC の改善の傾向を示している。一方，化学療法群と BSC 群との間の有害事象の差を明確に示した報告は少ないが，Grade 3 以上の好中球減少，貧血および血小板減少の頻度は 20% 以上とする報告が多い。特に脳出血あるいは硬膜下血腫により死亡した症例の報告もあり，出血症状を含む骨髄抑制への注意を要する。以上より骨髄癌腫症を伴う胃癌症例に対して化学療法を行うことは許容されると考えられるが，骨髄抑制も強く出る可能性があることに注意し，出血に対する管理を慎重に行う必要がある。

　本 CQ に関する報告には，1 報の症例対照研究および 5 報の症例集積研究があるが，比較試験などはなく全体的なエビデンスは弱い。標準的治療法とは異なる治療レジメンを用いた報告も含まれるため注意が必要である。また全生存期間および DIC の改善効果も大きいとはいえない。有害事象については骨髄抑制が強く出やすい傾向にあり，出血への注意が必要であるが，害が著しく大きいとは考えられないため，骨髄癌腫症を伴う胃癌症例に対して化学療法を行うことを弱く推奨する（エビデンスの強さ D）とした。

　上記のように報告された mFOLFOX，5-FU＋ロイコボリンをはじめとして，現在，切除不能進行・再発胃癌の一次治療に推奨あるいは条件付きで推奨されるレジメン（S-1＋シスプラチン，カペシタビン＋シスプラチン，S-1＋オキサリプラチン，カペシタビン＋オキサリプラチン，5-FU＋シスプラチン，5-FU＋ロイコボリン＋パクリタキセル，S-1，S-1＋ドセタキセル），また Her2 陽性の場合はトラスツズマブ併用レジメンも選択肢として考慮可能である。

引用文献

[1] Hung YS, Chou WC, Chen TD, et al：Prognostic factors in adult patients with solid cancers and bone marrow metastases. Asian Pac J Cancer Prev 2014；15：61-7.
[2] Kim HS, Yi SY, Jun HJ, et al：Clinical outcome of gastric cancer patients with bone marrow

metastases. Oncology 2007; 73: 192-7.

［3］Rhee J, Han SW, Oh DY, et al: Clinicopathologic features and clinical outcomes of gastric cancer that initially presents with disseminated intravascular coagulation: a retrospective study. J Gastroenterol Hepatol 2010; 25: 1537-42.

［4］Huang TC, Yeh KH, Cheng AL, et al: Weekly 24-hour infusional 5-fluorouracil as initial treatment for advanced gastric cancer with acute disseminated intravascular coagulation. Anticancer Res 2008; 28: 1293-7.

［5］Takashima A, Shirao K, Hirashima Y, et al: Sequential chemotherapy with methotrexate and 5-fluorouracil for chemotherapy-naive advanced gastric cancer with disseminated intravascular coagulation at initial diagnosis. J Cancer Res Clin Oncol 2010; 136: 243-8.

CQ 21 中枢神経転移のある胃癌症例に対して化学療法は推奨されるか？

推奨文

中枢神経転移のある胃癌症例に対して，全身状態良好な症例に限り化学療法を行うことを弱く推奨する。（合意率 100%（5/5），エビデンスの強さ D）

解説

　本 CQ に対する推奨の作成を行ううえで，中枢神経転移を伴う進行・再発胃癌を対象として化学療法（全身化学療法ないし髄注化学療法）を行った場合の，生存期間・有害事象・QOL・中枢神経症状・コストをアウトカムとして設定した。

　重要臨床課題として"全身化学療法の適応"を設定し，MEDLINE で"Gastric cancer"，"Stomach neoplasms"，"Aged"，"Geriatric"，"Elder"，"Senile"，"Senescence"，"Peritoneal dissemination"，"metastasis"，"Ascites"，"Oral intake"，"Disseminated intravascular coagulation（DIC）"，"Bone marrow metastasis"，"Bone marrow carcinomatosis"，"Bone neoplasms"，"Central nervous system neoplasms"，"Brain metastasis"，"Cranial metastasis"，"Precision medicine"のキーワードで検索した。Cochrane Library も同様のキーワードで検索した。検索期間は 2000 年 1 月から 2019 年 9 月までとした。上記のキーワードにて 577 編（Cochrane Library 216 編，MEDLINE 391 編）が抽出された。これにハンドサーチ 9 編を加えた 586 編より，一次スクリーニングで 99 編，二次スクリーニングで 25 編の論文が抽出された。

　胃癌の中枢神経系への転移（転移性脳腫瘍や髄膜播種）は稀であるが予後不良である。他の癌種と同様に，これに伴う神経学的障害により全人的機能の悪化や，原発巣等の治療の中断を要することがあるため，他臓器転移とは異なる対応が必要である [1]。

　一般的に，固形癌の中枢神経系転移に対する治療方針は，全身状態，症状，原発

巣，治療歴などの患者背景に加えて，転移巣の数，大きさ，部位などを勘案し，手術療法，放射線療法，薬物療法を含む集学的治療として決定されている[1]。特に，中枢神経系転移に伴う症状があるか，あるいは早期の症状出現が予測されるかという点と，原発巣および他臓器転移巣治療の切迫性，この2点を総合的に評価する必要がある。

　中枢神経症状がみられる場合，胃癌の薬物療法は局所制御の効果は低いため，手術や放射線療法が選択される。症状を伴う少数個の転移巣，大きな（3 cm 以上）転移巣に対してはまず手術が検討され，さらに術後の放射線治療の併用により局所再発が有意に抑制される[2]。術後放射線治療としては全脳照射が広く行われてきたが，定位放射線照射（stereotactic radiosurgery, SRS）の併用でも局所再発率は有意に低くなることから[3]，SRS も選択肢の一つと考えられる。一方，症状のない小さな（3 cm 以下）病巣，あるいは手術でのアプローチが困難な転移巣に対する治療としては，SRS が検討される。脳転移個数が 5-10 個の場合でも 2-4 個の場合と全生存期間に差がないことが報告されており[4]，SRS は多発する脳転移にも適応となると考えられる。ただし SRS と全脳照射の併用では OS の延長は得られず[5]，ルーチンには勧められない。手術や SRS が適応とならないびまん性の転移性脳腫瘍や髄膜播種症例に対しては全脳照射（＋全脊髄照射）が検討される。胃癌の脳転移，髄膜播種巣に対する化学療法のエビデンスは十分ではなく延命効果は明らかではない。上記の局所療法を完遂した後に，その治療効果や経過を確認した上で，非中枢神経系病巣に対する全身化学療法を実施することは可能と考えられる。

　中枢神経系転移による症状がなく，原発巣や他臓器転移の治療を要する場合には，中枢神経系転移巣とそれ以外の両者の制御を期待して化学療法が行われることはあり得る。中枢神経系転移の頻度が比較的高い乳癌でも抗 Her2 療法が行われるが，抗体薬の脳内移行が低いことが懸念される一方で抗体薬の有効性を示す報告もある[6,7]。また非小細胞肺癌の初回治療において，標準的治療であるシスプラチン＋ペメトレキセド療法の転移性脳腫瘍への効果が示唆されている[8]。このように他癌種では，中枢神経系転移を有する場合も，切除不能・再発症例に対する標準的な全身化学療法が用いられることが多いと考えられる。

　胃癌脳転移のシステマティックレビューでは，全生存期間中央値は 2.4 カ月，予後因子として再帰的分割分析クラスⅡ（クラスⅠ：Karnofsky Performance Status（KPS）≧70%，65 歳未満，原発巣が制御されている，脳転移のみ，のすべてを満たす；クラスⅡ：ⅠとⅢ以外；クラスⅢ：KPS＜70%），定位放射線治療および髄注化学療法が挙げられている。また HER2 陽性胃癌は中枢神経再発の高リスク因子であり，中枢神経転移再発までの期間が短いことが報告されている[9]。

　消化器癌の脳転移 103 例の後方視的解析では，化学療法群（50 例）は非化学療法群（53 例）と比較し，有意に生存期間が長く（生存期間中央値 11.27 カ月 vs. 1.90 カ

月），多変量解析の結果，再帰的分割分析クラス，化学療法，多臓器転移が独立した
予後因子と報告されている[10]。ただし化学療法のレジメンや胃癌症例の治療成績
は明らかにされていない。

　胃癌を含む固形癌の脳転移に対する全身化学療法としては，Temozolomide ＋
Cisplatin の有用性を検討する臨床第Ⅱ相試験の結果が報告されているのみである。
奏効率は 28.1 ％，生存期間中央値は 5.5 カ月，無増悪生存期間中央値は 2.9 カ月と比
較的良好であるが，胃癌は 1 例（3 ％）のみの登録であり標準的な治療レジメンでは
ないため有効性は不明である[11]。

　髄膜播種に対する全身化学療法として本邦より胃癌・腹膜播種・髄膜播種症例 7
例の後方視的解析の結果が報告されている。7 例中 1 例にメソトレキセートによる
髄注化学療法，1 例に対し全身化学療法が施行され，全身化学療法を行った症例の
生存期間は髄膜播種の診断後 155 日と長かった。ただし全身化学療法レジメンは不
明である。そのほかイリノテカン ＋5-FU[12]，mFOLFOX6[13]，ペムブロリズマ
ブ[14] を使用した胃癌・髄膜播種の症例報告がみられる。

　以上のように，中枢神経転移を伴う胃癌に対する化学療法に関しては，他癌種を
含めた解析や少数例の後方視的研究の結果のみであり，特に効果が示唆される治療
レジメンは報告されていない。治療関連死亡例の報告もあるため，十分な全身状態
の評価を行ったうえで，切除不能進行・再発胃癌の標準的なレジメンを選択するこ
とが妥当と考えられる。

　髄膜播種に対する髄注化学療法については本邦からの報告が 2 報ある。1 報は髄
膜播種をきたした固形癌 85 症例（肺癌 36 例，乳癌 33 例，胃癌 8 例，その他 8 例）
を対象に髄注化学療法を受けた 31 例と，BSC 54 例を対象に後方視的解析が行われ
ている。メソトレキセート ＋ プレドニンを毎週髄注した化学療法群と BSC 群（54
例）の全生存期間中央値はそれぞれ 144 日と 39 日であり，有意に化学療法群で良好
であった。全体の奏効率は 52 ％と報告されているが，胃癌に関しては 20 ％であっ
た[15]。もう 1 報は胃癌の髄膜播種 12 症例を対象とした後方視的研究であり，10 例
に髄注化学療法が施行されている（そのうち全脳照射が 4 例，全脳照射 ＋VP シャ
ント術が 3 例）。神経学的症状の改善が髄注化学療法を受けた症例の 60 ％で得られ，
12 例の全生存期間中央値が 60 日であったが，髄注化学療法を受けた 10 例に限ると
90 日であった[16]。

　上記のように，介入研究が 1 報あるが胃癌は 1 例（3 ％）であり，対照群との比較
はない。その他は少数例の症例集積研究もしくは症例報告であり，全体的なエビデ
ンスは弱い。全生存期間および症状の改善効果も大きいとはいえないが，有害事象
について重篤なものはなく，害が著しく大きいとは考えられない。症状を有する中
枢神経転移症例においては化学療法の希望に患者間のばらつきが大きいと考えら
れ，中枢神経転移のある胃癌症例に対しては，全身状態良好な症例に限り化学療法

を行うことを弱く推奨する（エビデンスの強さ D）とした。また胃癌髄膜播種症例の生存期間や局所制御についての髄注化学療法の効果は明らかでない。使用薬剤が限られることを考慮すると胃癌に対する有効性が示されている全身化学療法を優先し，状況により髄注化学療法を選択することも可能と考えられる。

引用文献

[1] 日本脳腫瘍学会編：脳腫瘍診療ガイドライン2019版 成人脳腫瘍編改訂2版. 2019. Available at https://www.jsn-o.com/guideline3/index1.html

[2] Patchell RA, Tibbs PA, Regine WF, et al：Postoperative radiotherapy in the treatment of single metastases to the brain：a randomized trial. JAMA 1998；280：1485-9.

[3] Mahajan A, Ahmed S, McAleer MF, et al：Post-operative stereotactic radiosurgery versus observation for completely resected brain metastases：a single-centre, randomised, controlled, phase 3 trial. Lancet Oncol 2017；18：1040-8.

[4] Yamamoto M, Serizawa T, Shuto T, et al：Stereotactic radiosurgery for patients with multiple brain metastases （JLGK0901）：a multi-institutional prospective observational study. Lancet Oncol 2014；15：387-95.

[5] Kocher M, Soffietti R, Abacioglu U, et al：Adjuvant whole-brain radiotherapy versus observation after radiosurgery or surgical resection of one to three cerebral metastases：results of the EORTC 22952-26001 study. J Clin Oncol 2011；29：134-41.

[6] Swain SM, Baselga J, Miles D, et al：Incidence of central nervous system metastases in patients with HER2-positive metastatic breast cancer treated with pertuzumab, trastuzumab, and docetaxel：results from the randomized phase Ⅲ study CLEOPATRA. Ann Oncol 2014；25：1116-21.

[7] Krop IE, Lin NU, Blackwell K, et al：Trastuzumab emtansine（T-DM1）versus lapatinib plus capecitabine in patients with HER2-positive metastatic breast cancer and central nervous system metastases：a retrospective, exploratory analysis in EMILIA. Ann Oncol 2015；26：113-9.

[8] Barlesi F, Gervais R, Lena H, et al：Pemetrexed and cisplatin as first-line chemotherapy for advanced non-small-cell lung cancer （NSCLC） with asymptomatic inoperable brain metastases：a multicenter phaseⅡ trial （GFPC 07-01）. Ann Oncol 2011；22：2466-70.

[9] Ghidini M, Petrelli F, Hahne JC, et al：Clinical outcome and molecular characterization of brain metastases from esophageal and gastric cancer：a systematic review. Med Oncol 2017；34：62.

[10] Lin L, Zhao CH, Ge FJ, et al：Patients with brain metastases derived from gastrointestinal cancer：clinical characteristics and prognostic factors. Clin Transl Oncol 2016；18：93-8.

[11] Christodoulou C, Bafaloukos D, Linardou H, et al：Temozolomide （TMZ） combined with cisplatin （CDDP） in patients with brain metastases from solid tumors：a Hellenic Cooperative Oncology Group （HeCOG） Phase Ⅱ study. J Neurooncol 2005；71：61-5.

[12] Raj KP, Sanati H, Mehta RS, et al：Need for a new treatment strategy：leptomeningeal carcinomatosis from gastric cancer. Anticancer Drugs 2009；20：301-4.

[13] Liu Y：Leptomeningeal carcinomatosis from gastric cancer successfully treated by the intrathecal methotrexate plus temozolomide and simultaneous radiotherapy：Case report and literatures review. Cancer Biol Ther 2017；18：761-4.

[14] Ahn MJ, Lee K, Lee KH, et al：Combination of anti-PD-1 therapy and stereotactic radiosurgery for a gastric cancer patient with brain metastasis：a case report. BMC Cancer 2018；18：173.

［15］Waki F, Ando M, Takashima A, et al: Prognostic factors and clinical outcomes in patients with leptomeningeal metastasis from solid tumors. J Neurooncol 2009; 93: 205-12.

［16］Tomita H, Yasui H, Boku N, et al: Leptomeningeal carcinomatosis associated with gastric cancer. Int J Clin Oncol 2012; 17: 361-6.

CQ 22 切除不能進行・再発胃癌に対してゲノム検査に基づいた個別化医療は推奨されるか？

推奨文

> 既治療の切除不能進行・再発胃癌に対して，がん遺伝子パネル検査で得られた遺伝子異常に基づいた治療を行うことを弱く推奨する。（合意率100%（5/5)），エビデンスの強さ C)

解説　本 CQ に対する推奨の作成を行ううえで，治療適応のある切除不能進行・再発胃癌を対象としてゲノム検査に基づく治療を行った場合の，ゲノム検査に依存しない治療に対する生存期間・有害事象・QOL・コストをアウトカムとして設定した。

　重要臨床課題として "全身化学療法の適応" を設定し，MEDLINE で "Gastric cancer"，"Stomach neoplasms"，"Aged"，"Geriatric"，"Elder"，"Senile"，"Senescence"，"Peritoneal dissemination"，"metastasis"，"Ascites"，"Oral intake"，"Disseminated intravascular coagulation（DIC)"，"Bone marrow metastasis"，"Bone marrow carcinomatosis"，"Bone neoplasms"，"Central nervous system neoplasms"，"Brain metastasis"，"Cranial metastasis"，"Precision medicine" のキーワードで検索した。Cochrane Library も同様のキーワードで検索した。検索期間は 2000 年 1 月から 2019 年 9 月までとした。上記のキーワードにて 577 編（Cochrane Library 216 編，MEDLINE 391 編）が抽出された。これにハンドサーチ 1 編を加えた 578 編より，一次スクリーニングで 31 編，二次スクリーニングで 19 編の論文が抽出された。

　「ゲノム検査の基づいた個別化医療」を，次世代シークエンサーによる一度に多数のがん関連遺伝子を調べることを可能にした，FoundationOne CDx がんゲノムプロファイルや OncoGuide™ NCC オンコパネルシステムを代表とする「がん遺伝子パネル検査」を行って遺伝子異常を検出すること，さらに，遺伝子異常が検出された患者の一部においてアクショナブルな遺伝子異常に基づいた治療を行うこと，と定義する。ここでは，胃癌においてバイオマーカーとして確立しており，治療応用可能な HER2 遺伝子増幅（HER2 陽性胃癌）は取り扱わない。

　現時点で，治療歴を有する胃癌において，遺伝子パネル検査で同定された遺伝子異常に基づいて治療薬を選択する治療法と，従来の標準的化学療法を無作為化比較する形の試験は行われておらず，また，単アームの前向き臨床試験の報告も極めて

少ない。

　韓国のサムスンメディカルセンターを中心とした多施設共同のマスタープロトコールとして，1レジメンの治療歴を有する切除不能胃癌に対して，ゲノムプロファイリングを行い予め指定した遺伝子異常（バイオマーカー）が同定された症例で，それぞれ遺伝子異常に基づいた薬物療法を行うアンブレラ型臨床試験が行われた。ゲノムプロファイリングは，ターゲットシークエンス，Nanostring，免疫染色，ctDNAの手法で検査が行われ，標的としてRAS，TP53，PIK3CA，MET，TSC2，RICTOR，MEK，MMR，EBV status，PD-L1，c-METの変異，増幅，発現などのアクショナブルな遺伝子異常を有する症例が治療対象となった。772例が登録され，指定したバイオマーカー陽性143症例のうち，参加同意のあった105例がアーム1-10までのプラットフォーム試験へ割り当てられ，各アームで規定された治療を施行された。バイオマーカーが同定されなかった266例はタキサンベース，イリノテカンベースの標準治療を施行された。バイオマーカー陽性でプラットフォーム治療を受けた105例の群と，バイオマーカー陰性で従来の標準的な二次化学療法を受けた266例の群を比較したところ，全生存期間9.5カ月 vs. 6.9カ月（p＜0.001），無増悪生存期間5.7カ月 vs. 3.8カ月（p＜0.0001）とプラットフォーム治療を受けた群で有意に延長していた。以上から，直接比較ではないが，ゲノムプロファイリングで特定のバイオマーカーを検索したうえでプラットフォーム治療を施行することにより予後が延長する可能性が示唆された[1]。中国からは，分子標的治療薬の化学療法薬への上乗せ効果，あるいは分子標的治療薬単剤とプラセボを比較しその効果を評価する，高齢者限定のメタアナリシスの解析結果が報告されている。2000〜2015年までに論文発表された8つの第Ⅲ相試験と2つの第Ⅱ相試験，全1,759例が対象である。全生存期間のハザード比［HR］は0.88［95％信頼区間：0.79-0.99］で，分子標的薬群が延長していたが，無増悪生存期間のHRは0.83［95％信頼区間：0.66-1.06］で，有意差を認めなかった[2]。本解析は高齢者に限定されている点，また当該の患者集団がゲノムプロファイリングを受けたわけではない点で，本臨床的疑問の推奨を考慮する上で問題が多く，留意が必要である。

　各種固形癌の希少遺伝子異常で保険承認・償還されている，MSI-Highや*NTRK*融合遺伝子陽性が「がん遺伝子パネル検査」で同定された場合，胃癌においても，MSI-Highであればペムブロリズマブ[3]，*NTRK*融合遺伝子陽性であればエヌトレクチニブやラロトレクチニブの治療[4,5]を考慮すべきである。ただし，胃癌における*NTRK*融合遺伝子陽性の頻度は不明で，わが国から世界で最初の1例が報告されている[6]。

　いまだ，進行胃癌治療において，標準的に遺伝子パネル検査等を推奨するだけの十分なエビデンスはないものの，胃癌におけるゲノム医療の有用性を示唆する萌芽的な研究，前向き試験の結果が報告されつつある。最近では，ctDNA解析を行った

複数の固形癌解析のうち，進行胃癌症例で特定の遺伝子異常に対する分子標的治療が有効であったとする報告もある[7]。

　また，保険適用され実費ではないものの「がん遺伝子パネル検査」は56万円かかること，その他の未承認の検査法は自費で25〜90万円前後の実費がかかる高額の検査法であること，さらに，遺伝子異常が検出されたとしても，適応外薬の臨床試験や治験あるいは患者申出療養等による治療につながる可能性がかなり低いこと（通常10％以下），以上を踏まえて意義やメリットを考慮する必要がある。さらに，検査の肉体的負担は皆無〜軽度であるが，遺伝性疾患同定の可能性があることで精神的負担も起こり，そのため院内には遺伝カウンセリングをはじめとしたサポート体制の整備も必須である。上記の理由により必ずしも負担が軽微とはいえない部分もある。

　以上から，上記推奨が妥当であると判断した。

引用文献

［1］ Lee J, Kim ST, Kim K, et al: Tumor Genomic Profiling Guides Patients with Metastatic Gastric Cancer to Targeted Treatment: The VIKTORY Umbrella Trial. Cancer Discov 2019; 9: 1388-405.

［2］ Wang CW, Fang XH: The role of targeted agents in the treatment of advanced gastric cancer: a meta-analysis of randomized controlled trials. Eur Rev Med Pharmacol Sci 2016; 20: 1725-32.

［3］ Marabelle A, Le DT, Ascierto PA, et al: Efficacy of Pembrolizumab in Patients With Non-colorectal High Microsatellite Instability/Mismatch Repair-Deficient Cancer: Results From the Phase Ⅱ KEYNOTE-158 Study. J Clin Oncol 2020; 38: 1-10.

［4］ Doebele RC, Drilon A, Paz-Ares L, et al: Entrectinib in patients with advanced or metastatic NTRK fusion-positive solid tumours: integrated analysis of three phase 1-2 trials. Lancet Oncol 2020; 21: 271-82.

［5］ Drilon A, Laetsch TW, Kummar S, et al: Efficacy of Larotrectinib in TRK Fusion-Positive Cancers in Adults and Children. N Engl J Med 2018; 378: 731-9.

［6］ Shinozaki-Ushiku A, Ishikawa S, Komura D, et al: The first case of gastric carcinoma with NTRK rearrangement: identification of a novel ATP1B-NTRK1 fusion. Gastric Cancer 2020; 23: 944-7.

［7］ Kim ST, Banks KC, Lee SH, et al: Prospective feasibility study for using cell-free circulating tumor DNA—guided therapy in refractory metastatic solid cancers: An interim analysis. JCO Precis Oncol 2017; doi: 10.1200/PO.16.00059.

重要臨床課題 11　切除不能進行・再発胃癌に対する一次化学療法

CQ 23　切除不能進行・再発胃癌の一次治療において免疫チェックポイント阻害剤は推奨されるか？

推奨文

切除不能進行・再発胃癌の一次治療において免疫チェックポイント阻害剤併用の有用性を示す比較試験の結果が報告されているが，2020年9月現在，未承認であるため明確な推奨ができない。（合意率 100％（7/7），エビデンスの強さ B）

解説　　本 CQ に対する推奨の作成を行ううえで，化学療法未施行の切除不能進行・再発胃癌症例を対象として免疫チェックポイント阻害薬を含む化学療法を行った場合の，生存期間・有害事象・コストをアウトカムとして設定した。重要臨床課題として "切除不能進行・再発胃がんに対する一次化学療法" を設定し，MEDLINE で "Gastric cancer"，"Stomach neoplasms"，"Immune checkpoint inhibitor"，"nivolumab"，"pembrolizumab"，"ipilimumab"，"Lambrolizumab"，"Tremelimumab"，"Ticilimumab"，"Atezolizumab"，"Durvalumab"，"Avelumab"，"Anti-PD-1 antibody"，"Anti-PD-L1 antibody"，"1st line"，"Initial"，"Fluoropyrimidine"，"S-1"，"capecitabine"，"CDDP"，"L-OHP" のキーワードで検索した。Cochrane Library も同様のキーワードで検索した。検索期間は2000年1月から2019年9月までとした。上記のキーワードにて 359 編（Cochrane Library 263 編，MEDLINE 130 編）が抽出された。これにハンドサーチ 2 編を加えた 361 編より，一次スクリーニングで 5 編，二次スクリーニングで 5 編の論文が抽出された。また 2020 年9月に学会報告された 2 つの臨床試験について追加した。複数のランダム化試験において，一次治療における免疫チェックポイント阻害剤の有用性を示す再現性のある結果が得られており，全体的なエビデンスは強いと判断した。趣向やコストに関する報告はなく評価が困難である。

　　免疫チェックポイント阻害剤，特に抗 PD-1/PD-L1 抗体を胃癌の一次治療として評価した比較試験として，2020 年9月現在までに KEYNOTE-062，ATTRACTION-4 試験，CheckMate649 試験の結果が報告されている[1-3]。また一次治療における維持療法としての免疫チェックポイント阻害剤を検討した JAVELIN Gastric 100 試験の結果も報告された[4]。なお，いずれの試験においても HER2 陽性例は除外されている。

　　KEYNOTE-062 試験は，日本を含む全世界で実施された第Ⅲ相試験であり，HER2 陰性，PD-L1 陽性（combined positive score，CPS≧1）である未治療胃癌・食道胃接合部癌患者 763 例が，ペムブロリズマブ＋化学療法群，プラセボ＋化学療

法群（カペシタビン＋シスプラチンもしくは 5-FU＋シスプラチン），ペムブロリズマブ単剤群の 3 群に割り付けられた [1]。PD-L1 発現は 22C3 抗体を用いた免疫組織染色にて評価され，CPS は，PD-L1 を発現した細胞数（腫瘍細胞，マクロファージおよびリンパ球）を総腫瘍細胞数で除し，100 を乗じた数値と定義された。主要評価項目は，CPS≧1 と CPS≧10 の患者集団における全生存期間（OS）と，CPS≧1 集団における無増悪生存期間（PFS）であり，標準治療に対する併用群の優越性および単剤群の優越性と非劣性が検証された。最終解析において，併用群の標準治療群に対する OS の優越性は確認されなかった（OS 中央値併用群 12.5 カ月 vs. 標準治療群 11.1 カ月，ハザード比 ［HR］：0.85，p＝0.046：有意水準 0.0125 かつ中間解析で α エラーを消費）。また PFS における優越性および CPS≧10 集団における OS の優越性も示されなかった。一方，単剤群と標準治療の OS 中央値は 10.6 カ月と 11.1 カ月であり，割り当てられた α エラー 0.004 に基づいて算出された HR の 99.2％信頼区間（CI）の上限が事前に規定された非劣性マージン 1.20 を下回り，非劣性が示された（HR：0.91，99.2％CI：0.69-1.18）。一方，高頻度マイクロサテライト不安定性を有するサブグループの探索的な解析において，単剤群の生存期間中央値は未到達，化学療法群は 8.5 カ月であった（HR：0.29，95％CI：0.11-0.81）。有害事象発現頻度は全グレードにおいて，単剤群が 54％，併用群が 94％，標準治療群が 92％であった。Grade 3 以上の有害事象発現頻度はそれぞれ 17％，73％，69％であった。以上より，KEYNOTE-062 試験では，ペムブロリズマブ単剤療法の化学療法に対する OS における非劣性が示され，また探索的な解析であるものの，高頻度マイクロサテライト不安定性を有するサブグループでは効果が高い可能性が示唆された。ただし，本邦においても海外においても，ペムブロリズマブの一次治療としての承認には至っていない。

　CheckMate649 試験は，日本を含む全世界で実施された第Ⅲ相試験であり，HER2 陽性を除く胃癌・食道胃接合部癌・食道腺癌に対する一次治療において，化学療法（カペシタビン＋オキサリプラチン併用 ［CapeOX］ 療法もしくは 5-FU/レボホリナートカルシウム＋オキサリプラチン併用 ［FOLFOX］ 療法）をコントロールとして，イピリムマブ＋ニボルマブもしくは化学療法＋ニボルマブ併用の優越性が検討された。試験途中においてイピリムマブ＋ニボルマブ群の登録が中止され，計 1,581 例が化学療法もしくは化学療法＋ニボルマブ併用群に割り付けられた。PD-L1 発現は 28-8 抗体を用いた免疫組織染色にて評価された。主要評価項目は CPS≧5 集団における PFS と OS であり，CPS≧5 集団の OS が統計的に有意に延長すれば，閉手順を用いて α エラーを副次的な評価項目である CPS≧1 集団，さらには全登録例における OS の比較に移行して統計的な解析を行う計画であった。CPS≧5 は 955 例であり，全登録例の約 60％であった。CPS≧5 集団における PFS は化学療法＋ニボルマブ群で有意に延長し（中央値 7.7 カ月 vs. 6.1 カ月，HR：0.68，98％CI：0.56-0.81， p＜0.0001：有意水準 0.02），奏効割合は化学療法＋ニボルマブ群で高かった（60％ vs. 45％）。また，中間解析において OS も統計学的に有意に化学療法＋ニボルマブ群で延長していた（中央値 14.4 カ月 vs. 11.1 カ月，HR：0.71，98.4％CI：0.59-0.86，p＜0.0001：有意水準 0.016）。さらに，副次評価項目である CPS≧1 集団もしくは全登録例のいずれの集団においても統計学的に有意な OS の延長が示された（全登録例における OS 中央値 13.8 カ月 vs. 11.6 カ月，HR：0.80，99.3％CI：0.68-0.94，p＜0.0001：有意水準 0.007）。CPS≧5 集団における Grade 3 以上の治療関連有害事象は 59％と 44％であった。

ATTRACTION-4 試験は，アジア（日本・韓国・台湾）にて実施された第Ⅱ/Ⅲ相試験であり，HER2 陰性の未治療胃癌患者に対する標準治療（S-1 とオキサリプラチンの併用［SOX］療法もしくは CapeOX 療法）に対するニボルマブの上乗せによる PFS と OS の延長効果が検討された（PFS と OS ともに主要評価項目）。第Ⅲ相パートにおいて 724 例がランダム化され，主要評価項目の一つである中央判定による PFS の延長が中間解析において示された（PFS 中央値；化学療法＋ニボルマブ群 10.5 カ月 vs. 化学療法＋プラセボ群 8.3 カ月，HR：0.68，98.51％CI：0.51-0.90，p＝0.0007，有意水準 0.014）。最終解析においても PFS の延長は継続して確認されたものの，OS の延長は示されなかった（OS 中央値 17.5 カ月 vs. 17.2 カ月，HR：0.90，95％CI：0.75-1.08，p＝0.257：有意水準 0.05）。奏効割合は化学療法＋ニボルマブ群で高かった（57.5％ vs. 47.8％）。Grade 3 以上の治療関連有害事象は 57.9％と 49.2％であった。標準治療群の後治療におけるニボルマブもしくはペムブロリズマブの使用割合は 27％であり，KEYNOTE-062 試験や CheckMate649 試験よりも標準治療群の OS が良好であった。

JAVELIN Gastric 100 試験は，未治療の切除不能な局所進行または転移を有する HER2 陰性進行胃癌・食道胃接合部癌患者を対象として，日本を含む全世界で実施された第Ⅲ相試験である。導入療法として，CapeOX もしくは FOLFOX 療法を 12 週間投与し，増悪しなかった患者を，アベルマブによる維持療法（アベルマブ群）と一次化学療法の継続か BSC を行う群（化学療法群）にランダム化した。主要評価項目はランダム化された全対象と腫瘍細胞における PD-L1 陽性例（tumor proportion score, TPS≧1）における OS であった。TPS は 73-10 抗体を用いて評価された。805 例に導入療法が行われ，499 例がランダム化された。全対象における OS は，有意差を認めなかった（中央値 アベルマブ群 10.4 カ月 vs. 化学療法群 10.9 カ月，HR：0.91，95％CI：0.74-1.11，p＝0.1779）。TPS≧1 集団においても優越性は確認されなかった（n＝54，HR：1.13，95％CI：0.57-2.23，p＝0.6352）。探索的な解析において，22C3 抗体により評価した CPS≧1 集団における OS 中央値はアベルマブ群 14.9 カ月 vs. 化学療法群 11.6 カ月であり，アベルマブ群で良好な傾向であった（HR：0.72，95％CI：0.49-1.05）。Grade 3 以上の治療関連有害事象は 12.8％と 32.8％

であった。

2020年9月現在において，一次治療における免疫チェックポイント阻害剤は本邦では未承認であるものの，ニボルマブと化学療法の併用により CheckMate649 試験では PFS と OS の延長が示され，またアジアで行われた ATTRACTION-4 試験においても PFS の有意な延長が示されており，一次治療におけるニボルマブと化学療法の併用の有用性が示されている。2020年9月現在未承認であるため，本書では明確な推奨を提示せず，情報提供にとどめ，承認に至った場合には改めて速報を策定する予定である。

引用文献

［1］Shitara K, Van Cutsem E, Bang YJ, et al：Efficacy and Safety of Pembrolizumab or Pembrolizumab Plus Chemotherapy vs Chemotherapy Alone for Patients With First-line, Advanced Gastric Cancer：The KEYNOTE-062 Phase 3 Randomized Clinical Trial. JAMA Oncol 2020；6：1571-80.

［2］Moehler M, Shitara K, Garrido M, et al：Nivolumab（NIVO）Plus Chemotherapy（Chemo）Versus Chemo as First-Line（1L）Treatment for Advanced Gastric Cancer/Gastroesophageal Junction Cancer（GC/GEJC）/Esophageal Adenocarcinoma（EAC）：First Results of the CheckMate 649 Study. Ann Oncol 2020；31：S1191.

［3］Boku N, Ryu MH, Oh DY, et al：Nivolumab plus chemotherapy versus chemotherapy alone in patients with previously untreated advanced or recurrent gastric/gastroesophageal junction（G/GEJ）cancer：ATTRACTION-4（ONO-4538-37）study. Ann Oncol 2020；31：S1192.

［4］Moehler M, Dvorkin M, Boku N, et al：Phase Ⅲ Trial of Avelumab Maintenance After First-Line Induction Chemotherapy Versus Continuation of Chemotherapy in Patients With Gastric Cancers：Results From JAVELIN Gastric 100. J Clin Oncol 2021；39：966-77.

CQ 24 周術期補助化学療法後の再発例に対して，フッ化ピリミジン系薬剤とプラチナ系薬剤の併用療法は推奨されるか？

推奨文

補助化学療法後 6 カ月以降の再発例には，フッ化ピリミジン系薬剤とプラチナ系薬剤の併用療法を行うことを弱く推奨する。**（合意率 100%（5/5），エビデンスの強さ C）**

解説　　本 CQ に対する推奨の作成を行ううえで，周術期補助化学療法後の再発症例を対象としてフッ化ピリミジン系薬剤とプラチナ系薬剤の併用化学療法を行った場合の，タキサン系薬剤±ラムシルマブないしイリノテカンに対する生存期間・有害事象・コストをアウトカムとして設定した。重要臨床課題として "切除不能進行・再発胃がんに対する一次化学療法" を設定し，MEDLINE で "Gastric cancer"，"Stomach neoplasms"，"Immune checkpoint inhibitor"，"Nivolumab"，"Pembrolizumab"，"Ipilimumab"，"Lambrolizumab"，"Tremelimumab"，"Ticilimumab"，"Atezolizumab"，"Durvalumab"，"Avelumab"，"Anti-PD-1 antibody"，"Anti-PD-L1 antibody"，"1st line"，"Initial"，"Fluoropyrimidine"，"S-1"，"Capecitabine"，"CDDP"，"L-OHP"，"Second"，"Recurrent"，"Relapse"，"Refractory" のキーワードで検索した。Cochrane Library も同様のキーワードで検索した。検索期間は2000 年 1 月から 2019 年 9 月までとした。上記のキーワードにて 359 編（Cochrane Library 263 編，MEDLINE 130 編）が抽出された。一次スクリーニングで 6 編，二次スクリーニングで 6 編の論文が抽出された。また，本 CQ に対する推奨の作成にあたっては，奏効割合を含む有効性を最も重視した。前向きの第Ⅱ相試験 2 件と観察研究のみが報告されているためエビデンスレベルは高いとはいえない。趣向やコストに関する報告はなく評価が困難である。

　大腸癌では，最終投与後 6 カ月以内の早期再発か 6 カ月以降の再発かによって治療戦略が異なり，6 カ月以降の再発例は，化学療法歴のない切除不能例と同様に一次治療として 5-FU および新薬を含む標準治療が確立されている。一方，6 カ月以内再発例は二次治療の対象として標準治療が構築されてきた。同様に最近の胃癌における臨床試験でも，術後補助化学療法終了 6 カ月以降の再発例は初回治療例として取り扱われ，術後補助療法後 6 カ月以内の再発例は二次治療例として取り扱われることが多い。

　胃癌においては，ACTS-GC 試験および CLASSIC 試験により，S-1 または CapeOX 療法による術後補助化学療法が標準治療として確立され，また病理学的 Stage Ⅲ例を対象とした START-2 試験により S-1＋ドセタキセル療法が S-1 よりも再発予防効果が優れることが示された。術後補助化学療法後の再発例に対する標準治療の確立は重要な課題であるが，術後再発例を対象とした比較試験は行われておらず，再発例に対する治療に関するエビデンスは限定的である。一方で前述のように術後補助療法がいずれの治療であっても，術後補助化学療法終了 6 カ月以降の再発例は初回治療としての治験や臨床試験の対象として取り扱われてきたため，一次治療におけるエビデンスを当てはめることが可能であると考える。

　S-1 術後補助化学療法後の再発例 57 例を検討した多施設の後方視的検討において，S-1 術後補助化学療法終了後 6 カ月以内再発例に対する S-1＋シスプラチン併用療法の奏効割合（5%）は，6 カ月以降の再発例（37.5%）に比べて低かったとの報告があり [1]，術後補助化学療法施行中または終了後早期（6 カ月以内）再発症例に対する化学療法には補助化学療法で用いられた同じ薬剤を用いないことについて，エビデンスレベルは低いもののコンセンサスが得られている。

　韓国で実施されたフッ化ピリミジンベースの術後補助化学療法後の再発胃癌患者に対するカペシタビン・シスプラチン併用療法の効果と安全性を評価した第Ⅱ相試験においては，32 例が登録され奏効率 28%，無増悪生存期間中央値 5.8 カ月という

　結果であった[2]。同様に，本邦で実施された S-1 を含む補助化学療法後 6 カ月以内の再発胃癌に対してのカペシタビン・シスプラチン併用療法の有効性と安全性の評価を行った第Ⅱ相試験においては 40 例が登録され，奏効率 26.7％，無増悪生存期間中央値 4.4 カ月と報告された[3]。これらの試験は，少数例かつ対照群がないため，フッ化ピリミジンベースの術後補助療法後の再発症例にカペシタビン・シスプラチン併用療法を推奨する十分な根拠とはならないものの一定の効果が報告されているとは考えられる。

　　S-1＋ドセタキセルによる補助化学療法終了後早期再発例に対する至適な化学療法についても今後の検討課題と考えられる。

引用文献

［1］Shitara K, Morita S, Fujitani K, et al：Combination chemotherapy with S-1 plus cisplatin for gastric cancer that recurs after adjuvant chemotherapy with S-1：multi-institutional retrospective analysis. Gastric Cancer 2012；15：245–51.

［2］Kang HJ, Chang HM, Kim TW, et al：PhaseⅡ study of capecitabine and cisplatin as first-line combination therapy in patients with gastric cancer recurrent after fluoropyrimidine-based adjuvant chemotherapy. Br J Cancer 2005；92：246–51.

［3］Nishikawa K, Tsuburaya A, Yoshikawa T, et al：A phaseⅡ trial of capecitabine plus cisplatin（XP）for patients with advanced gastric cancer with early relapse after S-1 adjuvant therapy：XParTS-I trial. Gastric Cancer 2018；21：811–8.

重要臨床課題 12 ▶ 切除不能進行・再発胃癌に対する二次化学療法

CQ 25 切除不能・進行再発胃癌に対して増悪後の継続薬剤使用（Beyond PD）は推奨されるか？

　切除不能進行・再発胃癌の化学療法において，S-1，トラスツズマブの Beyond PD は行わないことを強く推奨する。（合意率 100％（5/5），エビデンスの強さ B）

解説　本 CQ に対する推奨の作成を行ううえで，既治療の切除不能・進行再発胃癌症例を対象として不応となった薬剤による化学療法を継続した場合の，生存期間・奏効率・有害事象・コストをアウトカムとして設定した。

　重要臨床課題として "切除不能進行・再発胃がんに対して Beyond PD の薬剤使用は推奨されるか" を設定し，MEDLINE で "Gastric cancer"，"Stomach neoplasms"，"Chemotherapy"，"Beyond progression"，"Trastuzumab"，"Ramucirumab"，"CDDP"，"L-OHP" のキーワードで検索した。Cochrane Library も同様

のキーワードで検索した。検索期間は 2000 年 1 月から 2019 年 9 月までとした。上記のキーワードにて 83 編（Cochrane Library 22 編，MEDLINE 61 編）が抽出された。これにハンドサーチ 1 編を加えた 84 編より，一次スクリーニングで 13 編，二次スクリーニングで 13 編の論文が抽出された。本 CQ に対する推奨の作成にあたっては，生存期間を含む有効性を最も重視した。薬剤や併用薬は異なるが，S-1 や trastuzumab に関しては複数のランダム化試験が行われており，全体的なエビデンスは強いと判断した。趣向やコストに関する報告はなく評価が困難である。

　切除不能進行・再発大腸癌に対する化学療法の治療戦略として，一次治療でフッ化ピリミジン系薬剤を使用した後の二次治療においても，フッ化ピリミジン系薬剤を継続投与することのコンセンサスが得られている。そのために，胃癌においても一次治療に用いられた S-1 を継続使用することが一部の日常臨床では行われていた。JACCRO GC-05 試験[1] では，S-1 継続投与の意義を検証することを目的として，一次治療に S-1 単剤またはシスプラチンやドセタキセルなど S-1 とイリノテカン以外の薬剤との併用療法が施行された患者に対して，二次治療として，2 週毎のイリノテカン単独療法と S-1（2 週投与 1 週休薬）と 3 週毎のイリノテカン併用療法が第Ⅲ相試験として比較された[2]。その結果，二次治療における S-1 の継続投与は，生存期間の有意な改善が得られず（生存期間中央値 8.8 カ月 vs. 9.5 カ月；ハザード比［HR］：0.99，p＝0.92），さらに発熱性好中球減少症や下痢などの有害事象の増強が示された。また，同様の第Ⅱ相試験（CCOG0701）においても S-1 の増悪後の継続投与（S-1＋パクリタキセル）とパクリタキセル単独が比較され，S-1 継続の有効性が確認されなかった[2]。これらの結果をもって S-1 の継続は臨床的意義が否定され，切除不能進行・再発胃癌の二次治療において S-1 の継続投与を行わないことを強く推奨する。

　HER2 陽性転移性乳癌では，一次治療としてトラスツズマブが使用されて増悪確認後の二次治療としてトラスツズマブの継続投与の有効性が比較試験において報告されている。HER2 陽性胃癌においても後方視的な研究や単アームの試験によってトラスツズマブ継続投与有効性が示唆されていたが[3-7]，本邦で行われたランダム化第Ⅱ相試験（WJOG7112G）においてトラスツズマブの継続投与とパクリタキセルの併用はパクリタキセル単独と比較して主要評価項目の無増悪生存期間（中央値 3.7 カ月 vs. 3.2 カ月，HR：0.91）を延長せず，また生存期間（中央値両群 10 カ月 HR：1.2）・奏効割合（33% vs. 32%）も改善を認めず，継続投与の意義は否定的であるため，トラスツズマブ治療中の増悪後の継続投与を行わないことを強く推奨する[8]。一方で，HER2 に対する抗体薬物複合体であるトラスツズマブ デルクステカンは三次治療以降の有用性が示されている（Ⅱ章 治療法参照）。

引用文献

[1] Tanabe K, Fujii M, Nishikawa K, et al：Phase Ⅱ／Ⅲ study of second-line chemotherapy comparing irinotecan-alone with S-1 plus irinotecan in advanced gastric cancer refractory to first-line treatment with S-1（JACCRO GC-05）. Ann Oncol 2015；26：1916-22.

[2] Nakanishi K, Kobayashi D, Mochizuki Y, et al：Phase Ⅱ multi-institutional prospective randomized trial comparing S-1 plus paclitaxel with paclitaxel alone as second-line chemotherapy in S-1 pretreated gastric cancer（CCOG0701）. Int J Clin Oncol 2016；21：557-65.

[3] Al-Shamsi HO, Fahmawi Y, Dahbour I, et al：Continuation of trastuzumab beyond disease progression in HER2-positive metastatic gastric cancer：the MD Anderson experience. J Gastrointest Oncol 2016；7：499-505.

[4] Palle J, Tougeron D, Pozet A, et al：Trastuzumab beyond progression in patients with HER2-positive advanced gastric adenocarcinoma：a multicenter AGEO study. Oncotarget 2017；8：101383-93.

[5] Li Q, Jiang H, Li H, et al：Efficacy of trastuzumab beyond progression in HER2 positive advanced gastric cancer：a multicenter prospective observational cohort study. Oncotarget 2016；7：50656-65.

[6] Ter Veer E, van den Ende T, Creemers A, et al：Continuation of trastuzumab beyond progression in HER2-positive advanced esophagogastric cancer：a meta-analysis. Acta Oncol 2018；57：1599-604.

[7] Sasaki T, Kawamoto Y, Yuki S, et al：HGCSG 1201：phase Ⅱ study of trastuzumab with irinotecan in HER2-positive metastatic or advanced gastric cancer patients previously treated with trastuzumab. Ann Oncol 2017；28：iii37.

[8] Esaki T, Tsukuda H, Machida N, et al：A randomized phase Ⅱ study to assess trastuzumab beyond progression in HER2-positive advanced gastric cancer：WJOG7112G. Ann Oncol 2018；29：VII55.

重要臨床課題 13　緩和的治療

CQ 26　進行胃癌の緩和的治療として内視鏡的消化管ステント留置は推奨されるか？

推奨文

がんによる胃流出路閉塞（胃幽門部および十二指腸閉塞；gastric outer obstruction）に対して，経口摂取目的に胃空腸吻合術あるいは消化管ステント留置を行うことを弱く推奨する。（合意率 100％（5/5），エビデンスの強さ C）

解説　　本 CQ に対する推奨の作成を行ううえで，胃流出路閉塞を伴う切除不能進行・再発胃癌症例を対象として消化管ステント留置術を行った場合の生存期間の延長・有害事象・症状改善（経口摂取/嘔吐）・コストをアウトカムとして設定した。

　　重要臨床課題として "緩和的治療" を設定し，MEDLINE で "Gastric cancer"，"Stomach neoplasms"，"Stent"，"Intestinal obstruction"，"Pyloric stenosis"，

"Cell-free and concentrated ascites reinfusion therapy（CART）"，のキーワードで検索した。Cochrane Library も同様のキーワードで検索した。検索期間は 2000 年 1 月から 2019 年 9 月までとした。上記のキーワードにて 155 編（Cochrane Library 69 編，MEDLINE 93 編）が抽出された。これにハンドサーチ 2 編を加えた 157 編より，一次スクリーニングで 17 編，二次スクリーニングで 13 編の論文が抽出された。

　進行がん患者 490 症例の観察研究では閉塞部位は，胃流出路（16％），小腸（64％），大腸（20％）にあり，生存予後は胃流出路閉塞が最も悪い傾向にあった。治療内容は Interventional Radiology（IVR）や内視鏡的手技は 17％，内科治療 49％，外科治療 32％に行われており，選択バイアスがあるが，生存期間は外科治療が有意に良かった（MST：69 日/135 日/314 日）[1]。胃癌における消化管閉塞の特徴は，腹膜播種による小腸狭窄の頻度が高いが，この場合，狭窄部位が複数個所あることおよび部位的に操作困難であることから，内視鏡的消化管ステント術の適応にならない。一方，胃癌患者における胃流出路閉塞は，経口摂取不能および悪心嘔吐等の苦痛が臨床的にしばしば問題となり，緩和目的に消化管ステント留置あるいは胃空腸吻合術が施行されている。

　本臨床疑問に関して，消化管ステント留置と BSC のみとを直接比較した前向き臨床研究報告はない。Hori らは[2]，胃流出路閉塞に対して消化管ステント留置術を施行し，後治療として化学療法を受けずに BSC を受けた胃癌患者 208 例（胃癌 107 例/膵胆道癌 89 例）の観察研究において，GOOSS score（gastric outlet obstruction scoring system）で評価した経口摂取度は有意に改善していた（p＜0.001）ことを報告している。ステント開存期間中央値は，53 日［95％信頼区間：39-66 日］，生存期間中央値は 61 日［95％信頼区間：47-75 日］であり，BSC のみの治療方針の胃癌患者に対する生存期間延長への期待は薄いものの，生存期間内における症状緩和への寄与は期待されるものである。一方，有害事象では，30 例（14.4％）に，ステント障害が認められ，27 例に再度実施されている。穿孔 1 例（0.5％），中等度膵炎 1 例，無症候のステント位置ずれ 1 例，出血 1 例，肺炎 3 例（2.9％）であった。治療関連死亡率は 1.44％（3 例）で，いずれも肺炎が死因となった。Endo らは[3]，胃流出路閉塞を有する切除不能進行胃癌患者 18 症例の消化管ステント留置による症状改善率を多施設前向き観察研究報告している。経口固形物摂取が可能となったのは 13 症例（72％），軽度改善まで含めると 16 例（94％）であった。また，生存期間中央値は 186 日，1 年生存率 11％であった。生存期間が良好であった理由として，13 症例はステント留置後に化学療法を施行していること（10 例は S-1）が挙げられている。胃流出路閉塞により経口摂取困難な症例に対する緩和治療は，経口抗癌薬服用による生存の延長につながる可能性がある。

　一方，胃癌の胃流出路閉塞に対する経口摂取改善目的には，消化管ステント留置

術と並び胃空腸バイパス手術も候補となる。胃癌による胃流出路閉塞に対して，消化管ステント留置と胃-空腸吻合術の比較については，メタアナリシス1報[4] とシステマティックレビュー1報がある[5]。Bian らの報告では[4]，9臨床研究報告の内5報が日本（フィンランド1報，韓国2報，イタリア1報）であり，判断するのに妥当である。結果，技術的成功率と臨床的成功率に有意な差は認められず，両手技ともに安全かつ有効であった。ただし，ステント留置の方が治療にかかる時間や経口摂取開始までの時間，入院期間が短いといった短期成績において優れ，胃-空腸吻合術はステント関連偶発症，再閉塞，再介入の必要な割合が少ないという点で優れていた。さらに開存期間および全生存期間は胃-空腸吻合術が長かった。O'Grady らは，胃癌を含む（94/514 症例）の胃流出路閉塞の悪性腫瘍患者に対する13報告をシステマティックレビューで，生存期間，30日以内の死亡率には有意な差がないことを報告している[5]。また，現在標準治療となっている侵襲のより少ない腹腔鏡下吻合術との比較で，入院期間，偶発症，経口摂取までの期間で優れていたと報告している。以上より，胃流出路閉塞での経口摂取改善目的の治療としては，消化管ステント術および胃空腸バイパス手術は両方が選択肢となり，実臨床現場では症例背景に合わせた選択となる。

　また，消化管ステント術は狭窄予防として，膜付きステント等，新たなデバイスの開発が進んでおり，消化管ステントのデバイスの違いに対する前向き比較試験が6報とメタアナリシス1報が報告されている。6つの臨床比較試験すべてで生存期間の有意な差は認められていない。Hamada らは胃流出路閉塞症例（胃癌 1,051 例/1,624 例）[6] の13試験のメタアナリシスでデバイスの違いによる機能不全の有意な差を認めなかったことを報告している（無作為化比較の5試験での解析では，膜付きは脱落，膜なしは閉塞の危険が高い）。消化管ステント術としてデバイスの違いはアウトカム評価に対する影響は小さいと考える。そこで，一律に扱ってそれぞれのアウトカムをみると，「生存期間延長」「有害事象」については6報の試験[7-12] より報告あり，「経口摂取/嘔吐の改善」については5報の試験[7-11]，「コストの増加」については1報の試験[11] であった。いずれも本臨床疑問に直接答えるものではない。「生存期間」については，3カ月から8カ月であり，ステント留置の背景は異なるもののいずれも Hori らの報告である2カ月を下回ってはおらず，生存延長に寄与しないとはいえない。ステント留置後の抗癌剤薬等の後治療の影響は推察される。有害事象は6試験からは，重大なイベントとしては穿孔1例のみで大量出血の報告はなかった。「経口摂取/嘔吐の改善」についてはいずれの試験においても改善が認められている。「コストの増加」については，Shi らが費用（Funnel stent $ 2,454，通常 $ 2,412）を報告しているが本邦での費用対効果の評価報告はない。

　以上をまとめると，望ましい効果として，生存期間の延長の報告はない。また，QOL や長期症状緩和をアウトカムとした報告もない。ただし，観察研究では一貫し

て経口摂取/嘔吐の改善は報告されており，有害事象報告は認容できる範囲の報告である。一方，実施できる施設体制，術者の技術的問題等のバイアスがあり，実施施設を限定しない限り安全とは言い切れない。これらから現時点では胃流出路閉塞に対して消化管ステント留置は胃-空腸吻合術とともにエビデンスは弱いが症状緩和目的に施行を提案できると判断した。

　実臨床現場では，癌による消化管閉塞の場合，狭窄部位が単箇所であるかどうか，および内視鏡操作可能な部位であるかどうかの十分なアセスメントのうえで，消化管ステント留置の適応を検討する。消化管ステント以外の手段としては，比較的長期予後が期待される場合は，胃-空腸吻合術等の手術療法の選択肢を考慮し，予後がかなり限られた状況では，持続性ソマトスタチンアナログ製剤等の薬物療法や経鼻胃管や胃瘻によるドレナージの適応を考える必要がある。また，経静脈的抗癌剤治療による経口摂取改善も得られるため[13]，選択肢として十分に考慮する。

引用文献

[1] Pujara D, Chiang YJ, Cormier JN, et al: Selective Approach for Patients with Advanced Malignancy and Gastrointestinal Obstruction. J Am Coll Surg 2017; 225: 53-9.

[2] Hori Y, Naitoh I, Hayashi K, et al: The utility and efficacy of self-expandable metal stents for treating malignant gastric outlet obstructions in patients under best supportive care. Support Care Cancer 2018; 26: 3587-92.

[3] Endo S, Takiguchi S, Miyazaki Y, et al: Efficacy of endoscopic gastroduodenal stenting for gastric outlet obstruction due to unresectable advanced gastric cancer: a prospective multicenter study. J Surg Oncol 2014; 109: 208-12.

[4] Bian SB, Shen WS, Xi HQ, et al: Palliative Therapy for Gastric Outlet Obstruction Caused by Unresectable Gastric Cancer: A Meta-analysis Comparison of Gastrojejunostomy with Endoscopic Stenting. Chin Med J (Engl) 2016; 129: 1113-21.

[5] Ly J, O'Grady G, Mittal A, et al: A systematic review of methods to palliate malignant gastric outlet obstruction. Surg Endosc 2010; 24: 290-7.

[6] Hamada T, Hakuta R, Takahara N, et al: Covered versus uncovered metal stents for malignant gastric outlet obstruction: Systematic review and meta-analysis. Dig Endosc 2017; 29: 259-71.

[7] Kim CG, Choi IJ, Lee JY, et al: Covered versus uncovered self-expandable metallic stents for palliation of malignant pyloric obstruction in gastric cancer patients: a randomized, prospective study. Gastrointest Endosc 2010; 72: 25-32.

[8] Lim SG, Kim JH, Lee KM, et al: Conformable covered versus uncovered self-expandable metallic stents for palliation of malignant gastroduodenal obstruction: a randomized prospective study. Dig Liver Dis 2014; 46: 603-8.

[9] Maetani I, Mizumoto Y, Shigoka H, et al: Placement of a triple-layered covered versus uncovered metallic stent for palliation of malignant gastric outlet obstruction: a multicenter randomized trial. Dig Endosc 2014; 26: 192-9.

[10] Shi D, Ji F, Bao YS, et al: A multicenter randomized controlled trial of malignant gastric outlet obstruction: tailored partially covered stents (placed fluoroscopically) versus standard uncovered stents (placed endoscopically). Gastroenterol Res Pract 2014; 2014: 309797.

[11] Shi D, Liu J, Hu X, et al: Comparison of big funnel and individualized stents for management

of stomach cancer with gastric outlet obstruction. Medicine（Baltimore）2018；97：e13194.

[12]Lee H, Min BH, Lee JH, et al：Covered metallic stents with an anti-migration design vs. uncovered stents for the palliation of malignant gastric outlet obstruction：a multicenter, randomized trial. Am J Gastroenterol 2015；110：1440-9.

[13]Shitara K, Ito S, Sawaki A, et al：Improvement of oral intake following chemotherapy in gastric cancer patients with an inability to eat. Oncology 2010；79：211-8.

CQ 27 進行胃癌の緩和的治療として CART（腹水濾過濃縮再静注法）は推奨されるか？

推奨文

腹水貯留を伴う進行胃癌の緩和的治療として CART を行うことに対し，明確な推奨ができない。実施には施設設備状況や患者背景を考慮して適応を考える必要がある。腹水貯留による腹部膨満感で苦痛を伴う患者には，腹腔穿刺ドレナージにより症状の改善を図る。（合意率 80%（4/5），エビデンスの強さ D）

解説

　本 CQ に対する推奨の作成を行ううえで，腹水貯留を伴う進行胃癌症例を対象として Cell-free and concentrated ascites reinfusion therapy（CART）を行った場合の，生存期間・有害事象・症状改善・腹水穿刺回数・コストをアウトカムとして設定した。

　重要臨床課題として"緩和的治療"を設定し，MEDLINE で"Gastric cancer"，"Stomach neoplasms"，"Stent"，"Intestinal obstruction"，"Pyloric stenosis"，"Cell-free and concentrated ascites reinfusion therapy（CART）"，のキーワードで検索した。Cochrane Library も同様のキーワードで検索した。検索期間は 2000 年 1 月から 2019 年 9 月までとした。上記のキーワードにて 155 編（Cochrane Library 69 編，MEDLINE 93 編）が抽出された。これにハンドサーチ 9 編を加えた 164 編より，一次スクリーニングで 10 編，二次スクリーニングで 10 編の論文が抽出された。

　悪性腹水を有する進行胃癌（特に腹膜播種）症例の治療は臨床的には比較的高頻度で経験する。一般的に悪性腹水の増加は病勢の進行に並行しており，全身状態に影響がない程度の腹水量の時には，緩和的治療効果も含めて通常の抗癌剤治療が推奨されている。腹水が多量となると，腹部膨満感をはじめ，腹痛，悪心嘔吐，食思不振などの消化器症状をはじめ，呼吸困難感や全身倦怠感等のさまざまな自覚症状を認める[1]。多量の悪性腹水を有する症例は，すでに標準抗癌剤治療が無効になっている，あるいは標準抗癌剤治療の適応外の状況であることが多く，苦痛緩和が最も優先される状況であることがしばしばである。一般臨床では，利尿薬，あるいは腹腔穿刺ドレナージによる治療が行われている。がん患者の消化器症状の緩和に関

するガイドライン（2017年版）では，利尿薬も腹腔穿刺ドレナージともに比較試験がなく，弱い根拠から「実施することを提案する」に留まっている。また，悪性腹水は穿刺ドレナージ後に再度貯留するため，単回の穿刺ドレナージで症状緩和が維持できない症例に対しては，カテーテル留置が弱く推奨されている。腹腔穿刺ドレナージは多量腹水による苦痛に対しては比較的速やかに症状緩和が得られることから，実臨床では一般的に行われ，効果を実感している医師も多い[2]。

　一方，CART（腹水濾過濃縮再静注法：Cell-free and Concentrated Ascites Reinfusion Therapy）は，患者の腹水を採取し，それを透析装置で濾過，濃縮して患者に再静注する治療法であり，難治性腹水症等の患者に対して，自己有用蛋白成分の再利用を行うことができる。悪性腹水症例においても，主に症状緩和を目的に行われているが，日本独自の診療であり海外からの臨床研究報告がほとんどない。また，すべての研究において，腹腔穿刺ドレナージを行った後に，CARTを実施しているため，自覚症状他覚所見の改善は，CARTの治療のみの益として判定できない。このため，本CQでは，最も一般的に行われている腹腔穿刺ドレナージに比較して有用かについて検討した。腹腔穿刺ドレナージに比較して，CARTは拘束時間が長くなり，保険適用の治療手技ではあるが，治療コストが高い，そして設備が必要なため実施できる施設が限定されることから，益として「生存期間の延長」，「腹部膨満感の改善」，「腹腔穿刺回数の減少」，そして害として「有害事象」および「コストの増加」をアウトカムとした。

　本臨床疑問に関して，これまで報告された臨床研究に比較試験はなく観察研究のみであり，質の高い研究はない。また胃癌悪性腹水のみを対象とした報告はないため，対象に一部胃癌悪性腹水症例を含む報告も採択した。

　「生存期間延長」については観察研究が2報報告されている[3,4]が，いずれも化学療法の介入があり，CARTのみでの報告はない。Nagataらは，全身化学療法併用の胃癌多量悪性腹水患者のCART施行症例21症例の生存期間は3.5カ月［95%信頼区間：1.5-5.4カ月］と報告しており[3]，CARTのみで生存期間延長を期待できる結果ではない。「腹部膨満感の改善」「腹水穿刺回数」についてはそれぞれ2報[5,6]の観察研究があるがいずれも1報は腹腔内化学療法併用の報告であった[5]。Hanadaらは，難治性悪性腹水患者51例（胃癌9例）のコホート研究[6]でCART実施前後に腹部膨満感をNRSで評価し，85%の症例で4点以上の改善が認められたと報告している。また，腹水穿刺間隔の中央値27日［95%信頼区間：21-35日］はhistorical control［95%信頼区間：10-14日］と比較して延長が認められていることを報告している。いずれの報告でも，腹水貯留に伴う症状はCART前後で有意な改善を認めているため，症状緩和に対する有効性は期待できるものの，症例数は少なく，比較対照がないため推奨を結論づけるには至らない。

　「有害事象」については7報（内6報で胃癌以外の症例を含む）の観察研究があ

り[3-9]，いずれの報告においても重篤な有害事象がほとんどない。22施設147症例の市販後調査結果では[7]，治療抵抗性腹水を有するがん患者128例（胃癌13例）において毒性評価を報告している。重篤な有害事象としては，穿刺時に1例出血性ショック1例（0.3%）が報告されているのみである。その他穿刺時に認められるものは，血圧低下4例（2.7%），胸痛1例（0.3%），腹痛1例（0.3%），呼吸困難1例（0.3%），高アンモニア血症1例に認められた。また，腹水濾過濃縮液の再静注時33例（22.6%）には，発熱30例（20.5%），悪寒戦慄8例（5.5%），悪心1例（0.7%），高血圧1例（0.7%），頭痛1例（0.7%）であったがいずれも重篤な副作用は認められなかった。忍容性の面からは実施可能性はあると判断できる。「コストの増加」についての検索結果はなかった。ただし，腹腔穿刺ドレナージも，CARTについてもすでに保険適用である。現在の保険点数でみると，腹腔穿刺ドレナージは，1回につき技術料（腹腔穿刺（人工気腹，洗浄，注入および排液を含む））230点であるのに対し，CARTは，透析濾過を使用するため，1回につき手術料（胸水・腹水濾過濃縮再静注法）として4,990点と大きな差がある。また，実施には，透析装置の設備等が必要であり，実施可能施設は限られる。

　以上より，科学的な根拠がまだ不十分であり，腹水貯留を伴う進行胃癌の緩和的治療としてCARTを行うことを，明確に推奨することはできない。実施には施設設備状況や患者背景を考慮して適応を考える必要がある。腹水貯留による腹部膨満感で苦痛な患者には，腹腔穿刺ドレナージを弱く推奨する。今後は，症例を揃えてのQOLを評価した前向き比較試験が必要である。

　また，抗癌剤治療併用のCARTの意義については，全くエビデンスがない状況であり，臨床研究として取り組むべきである。

引用文献

[1] Chung M, Kozuch P: Treatment of malignant ascites. Curr Treat Options Oncol 2008; 9: 215-33.
[2] Lee CW, Bociek G, Faught W: A survey of practice in management of malignant ascites. J Pain Symptom Manage 1998; 16: 96-101.
[3] Nagata Y, Kato K, Miyamoto T, et al: Safety and efficacy of cell-free and concentrated ascites reinfusion therapy（CART）in gastrointestinal cancer patients with massive ascites treated with systemic chemotherapy. Support Care Cancer 2020; 28: 5861-9.
[4] Yamaguchi H, Kitayama J, Emoto S, et al: Cell-free and concentrated ascites reinfusion therapy（CART）for management of massive malignant ascites in gastric cancer patients with peritoneal metastasis treated with intravenous and intraperitoneal paclitaxel with oral S-1. Eur J Surg Oncol 2015; 41: 875-80.
[5] Ito T, Hanafusa N, Iwase S, et al: Effects of cell-free and concentrated ascites reinfusion therapy（CART）on symptom relief of malignancy-related ascites. Int J Clin Oncol 2015; 20: 623-8.
[6] Hanada R, Yokomichi N, Kato C, et al: Efficacy and safety of reinfusion of concentrated ascitic fluid for malignant ascites: a concept-proof study. Support Care Cancer 2018; 26:

1489-97.

[7] Hanafusa N, Isoai A, Ishihara T, et al: Safety and efficacy of cell-free and concentrated ascites reinfusion therapy（CART）in refractory ascites: Post-marketing surveillance results. PLoS One 2017; 12: e0177303.

[8] Maeda O, Ando T, Ishiguro K, et al: Safety of repeated cell-free and concentrated ascites reinfusion therapy for malignant ascites from gastrointestinal cancer. Mol Clin Oncol 2014; 2: 1103-6.

[9] Ito T, Hanafusa N, Fukui M, et al: Single center experience of cell-free and concentrated ascites reinfusion therapy in malignancy related ascites. Ther Apher Dial 2014; 18: 87-92.

重要臨床課題 14 ▶ 周術期化学療法

CQ 28　根治切除可能な進行胃癌・食道胃接合部癌に対して術前化学療法は推奨されるか？

推奨文

根治切除可能な進行胃癌・食道胃接合部癌に対する術前補助化学療法については明確な推奨ができない。（合意率 71.4%（5/7），エビデンスの強さ B）

解説

　本 CQ に対する推奨の作成を行ううえで，根治切除可能な進行胃癌・食道胃接合部癌を対象として術前化学療法を行った場合の，生存率・再発率・術後合併症をアウトカムとして設定した。

　重要臨床課題として"周術期化学療法"を設定し，MEDLINE で"Gastric cancer"，"Stomach neoplasms"，"Chemotherapy"，"Adjuvant chemotherapy"，"CY1"，"Peritoneal lavage"，"Cytology"，"Gastrectomy"，"Conversion therapy"，"Neoadjuvant chemotherapy" のキーワードで検索した。Cochrane Library も同様のキーワードで検索した。検索期間は 2000 年 1 月から 2019 年 9 月までとした。上記のキーワードにて 434 編（Cochrane Library 230 編，MEDLINE 248 編）が抽出された。これにハンドサーチ 24 編を加えた 458 編より，一次スクリーニングで 59 編，二次スクリーニングで 56 編の論文が抽出された。

　本邦では術後補助化学療法については多くの経験が蓄積されているが，胃癌の術後は経口摂取が低下するなどのために強力な化学療法を行うことが難しいだけでなく，合併症などにより術後補助化学療法ができない症例もある。一方，術前には強力な化学療法を行いやすいメリットがあり，治癒率の向上が期待される。しかし，術後補助化学療法は治癒切除された症例を対象とするため，組織学的な所見に基づいて適応を正確に決めることができるが，術前補助化学療法では画像診断で適応を決めるため，補助化学療法が必要でない早期癌の症例が対象となってしまうこと

や，逆に通常の画像検査では診断困難な腹膜転移を有する症例など切除不能な症例が対象となるデメリットがある。また，化学療法中に増悪して切除不能となるリスクや，さらには，術後合併症が増えるなどのデメリットもある。これらのメリット・デメリットを考えると，比較試験により現在の標準治療である術後補助化学療法に対する術前補助化学療法の優越性だけでなく，化学療法の副作用や過大診断の頻度，増悪して切除不能となる頻度，術後合併症発生率の差，および QOL も明らかにされなければならない。

　今回，文献検索で採択された5つの術前（周術期を含む）補助化学療法の有無の比較試験[1-5] の論文を用いて，それぞれの比較試験における対象症例中のイベント数に基づいたオッズ比，および，それらをまとめたメタアナリシスによるオッズ比を求めた。すべて海外からの報告であったが，死亡をイベントとしたオッズ比は1つの試験を除いて 1.0 未満（0.78-1.29）であり，すべてをまとめると 0.91 [95％信頼区間：0.79-1.06] であった。さらに，再発または死亡のイベント数が報告されている3つの試験[2,3,5] すべてにおいて，オッズ比は 1.0 未満（0.87-0.91）であり，まとめると 0.87 [0.79-0.96] であった。しかし，術後合併症のオッズ比は 1.18 [0.88-1.58] と増加した。

　これらの結果の非一貫性は小さいといえるが，3つの試験[1-3] では予定症例数の登録が完遂されておらず，1つの試験[4] は症例数が少ないなど，バイアスは否定できない。さらに，この4つの試験単独では有意な優越性を示されておらず，有意な延命効果・治癒率の向上を示したのは，術前後にエピルビシン＋シスプラチン＋5-FU の3剤併用（ECF）療法を3コースずつ投与する群と切除単独を比較したMAGIC 試験[5] のみであった（全生存期間のハザード比 [HR]：0.75 [0.60-0.93]，5 年生存割合 36.3％vs. 23.0％）。最近，cStage Ⅱ以上の食道胃接合部および胃癌において，周術期補助化学療法として 5-FU/ロイコボリン＋オキサリプラチン＋ドセタキセルの3剤併用（FLOT）療法が ECF 療法に対して優越性（HR：0.77 [0.63-0.94]，5 年生存割合 45％vs. 36％）を示し[6]，欧米では新たな標準治療として認識されている。ただし，欧米の術前補助化学療法の治療成績は本邦の術後補助化学療法の治療成績よりも低いこと，FLOT 療法の忍容性を考えると，本邦の日常診療にすぐに導入できるものではないと考えられている。

　一方，本邦と手術手技や手術成績が近いアジアからは，2019 年に2つの比較試験の結果が報告された（論文発表未）。1つは中国からの報告（RESOLVE 試験）[7]で，cT4aN＋M0 または cT4bN［any］M0 に対して，術後にカペシタビン＋オキサリプラチン併用療法を8コース行う群（A 群）をコントロールとして，術後に S-1＋オキサリプラチン併用療法を8コース行う群（B 群）の非劣性，および，S-1＋オキサリプラチン療法を術前後合わせて8（3＋5）コース行い，さらに S-1 単独療法を3コース加える群（C 群）の優越性が検討された。プライマリーエンドポイントであ

る無病生存期間における C 群の A 群に対する優越性（HR：0.79［0.62-0.99］）が示された。ただし，統計学的な検討はなされていないが，B 群の無病生存曲線は A 群と C 群の間に位置しており（3 年無病生存率：A/B/C 群 54.78/60.29/62.2%），B 群に対する C 群の優越性は不明である。また，全生存期間についてもいまだ報告されていない。2 つ目は韓国からの報告（PROGIDY 試験）[8]で，cT2,3/N＋M0 またはcT4/N［any］M0 を対象に，術前に S-1＋オキサリプラチン＋ドセタキセルの 3 剤併用（DOS）療法を 3 コース行う群と行わない群が比較された（両群とも術後に S-1単独療法を 8 コース施行）。プライマリーエンドポイントである無増悪生存期間は術前補助化学療法群で有意に良好であった（HR：0.70［0.52-0.95］）。しかし，治療前に腹腔鏡検査が全例でなされていたわけではなく，開腹時に切除不能と判断された場合にはイベントにされていたこと，また，観察期間が不十分であり全生存期間での差が小さい（HR：0.84［0.60-1.19］）などの問題点が指摘されている。これらの試験では，術前化学療法群で手術の合併症は増えておらず，術前補助化学療法群で増悪により切除不能となった症例よりも，術後補助化学療法群で術後に化学療法を行わなかった症例が多かった。

　これまで本邦においては，高度リンパ節転移やスキルス胃癌などの手術単独では予後不良な症例を対象として，術前補助化学療法が検討されてきた。総肝動脈，腹腔動脈，脾動脈などに沿って長径 3 cm 以上のリンパ節転移，隣接する 2 個以上の長径 1.5 cm 以上のリンパ節転移，少数の傍大動脈（No. 16a2,b1）のいずれかがある場合には「Bulky N」とされ，外科的切除単独では予後不良である。「Bulky N」に対して術前に S-1＋シスプラチン併用療法を用いた術前補助化学療法を行うことにより極めて良好な成績が報告[9]され，比較試験の結果はないものの，標準治療として認識されている。一方，Type 4 または 8 cm 以上の Type 3 の胃癌に対するS-1＋シスプラチン併用療法による術前補助化学療法は，術前補助化学療法の有無により術後合併症の発生率に大きな差はなかったが，プライマリーエンドポイントである全生存期間において優越性を示すことができなかった[10]。現在，cT3-4N1-3 胃癌（Bulky N，大型 Type 3，Type 4 を除く）を対象として，術後補助化学療法に対する S-1＋オキサリプラチン併用療法 3 コースによる術前補助化学療法の優越性を検証することを目的としたランダム化比較第Ⅲ相試験（JCOG1509）が進行中である。この試験では，前向き研究によって「短径 8 mm 以上あるいは長径 10 mm以上」をリンパ節転移陽性とする診断規準が設けられている[11]。

　今回システマティックレビューで採用された 5 編の論文では，術前補助化学療法の有効性と術後合併症の増加は一貫して示されているといえるが，いずれも海外からの報告であり，これだけで本邦における術前補助化学療法の成績およびそのメリット・デメリットを明確に説明することはできない。本邦における，術前補助化学療法による治癒率向上などのメリットの大きさと，明確な診断規準を用いた治療

前画像検査による病期の過大評価の率や手術の合併症率の増加などのデメリットの大きさ，さらには QOL の評価など，目の前の患者に明示することのできるエビデンスが待たれる。

引用文献

[1] Hartgrink HH, van de Velde CHJ, Putter H, et al: Neo-adjuvant chemotherapy for operable gastric cancer: long term results of the Dutch randomised FAMTX trial. Eur J Surg Oncol 2004; 30: 643-9.

[2] Schuhmacher C, Gretschel S, Lordick F, et al: Neoadjuvant chemotherapy compared with surgery alone for locally advanced cancer of the stomach and cardia: European Organisation for Research and Treatment of Cancer randomized trial 40954. J Clin Oncol 2010; 28: 5210-8.

[3] Ychou M, Boige V, Pignon JP, et al: Perioperative chemotherapy compared with surgery alone for resectable gastroesophageal adenocarcinoma: an FNCLCC and FFCD multicenter phase Ⅲ trial. J Clin Oncol 2011; 29: 1715-21.

[4] Wang XL, Wu GX, Zhang MD, et al: A favorable impact of preoperative FPLC chemotherapy on patients with gastric cardia cancer. Oncol Rep 2000; 7: 241-4.

[5] Cunningham D, Allum WH, Stenning SP, et al: Perioperative chemotherapy versus surgery alone for resectable gastroesophageal cancer. N Engl J Med 2006; 355: 11-20.

[6] Al-Batran SE, Homann N, Pauligk C, et al: Perioperative chemotherapy with fluorouracil plus leucovorin, oxaliplatin, and docetaxel versus fluorouracil or capecitabine plus cisplatin and epirubicin for locally advanced, resectable gastric or gastro-oesophageal junction adenocarcinoma (FLOT4): a randomised, phase 2/3 trial. Lancet 2019; 393: 1948-57.

[7] Ji J, Shen L, Li Z, et al: Perioperative chemotherapy of oxaliplatin combined with S-1 (SOX) versus postoperative chemotherapy of SOX or oxaliplatin with capecitabine (XELOX) in locally advanced gastric adenocarcinoma with D2 gastrectomy: A randomized phase Ⅲ trial (RESOLVE trial). Ann Oncol 2019; 30: V877.

[8] Kang YK, Yook JH, Park YK, et al: Phase Ⅲ randomized study of neoadjuvant chemotherapy (CT) with docetaxel (D), oxaliplatin (O) and S-1 (S) (DOS) followed by surgery and adjuvant S-1 vs surgery and adjuvant S-1, for resectable advanced gastric cancer (GC) (PRODIGY). Ann Oncol 2019; 30: V876-7.

[9] Tsuburaya A, Mizusawa J, Tanaka Y, et al: Neoadjuvant chemotherapy with S-1 and cisplatin followed by D2 gastrectomy with para-aortic lymph node dissection for gastric cancer with extensive lymph node metastasis. Br J Surg 2014; 101: 653-60.

[10] Iwasaki Y, Terashima M, Mizusawa J, et al: Gastrectomy with or without neoadjuvant S-1 plus cisplatin for type 4 or large type 3 gastric cancer (JCOG0501). J Clin Oncol 2018; 36: 4046.

[11] Fukagawa T, Katai H, Mizusawa J, et al: A prospective multi-institutional validity study to evaluate the accuracy of clinical diagnosis of pathological stage Ⅲ gastric cancer (JCOG1302A). Gastric Cancer 2018; 21: 68-73.

CQ 29　RO 手術が施行された Stage Ⅳ胃癌に対して術後補助化学療法は推奨されるか？

推奨文

RO 手術が施行された Stage Ⅳ胃癌に対して術後補助化学療法を行うことを弱く推奨する。（合意率 100%（7/7），エビデンスの強さ C）

解説　本 CQ に対する推奨の作成を行ううえで，臨床病期Ⅳ期胃癌の R0 切除症例を対象として術後補助化学療法を行った場合の，生存期間・再発割合・有害事象・通院頻度・コストをアウトカムとして設定した。

　重要臨床課題として"周術期化学療法"を設定し，MEDLINE で"Gastric cancer"，"Stomach neoplasms"，"Chemotherapy"，"Adjuvant chemotherapy"，"CY1"，"Peritoneal lavage"，"Cytology"，"Gastrectomy"，"Conversion therapy"，"Neo-adjuvant chemotherapy" のキーワードで検索した。Cochrane Library も同様のキーワードで検索した。検索期間は 2000 年 1 月から 2019 年 9 月までとした。上記のキーワードにて 434 編（Cochrane Library 230 編，MEDLINE 248 編）が抽出された。これにハンドサーチ 11 編を加えた 445 編より，一次スクリーニングで 20 編，二次スクリーニングで 16 編の論文が抽出された。

　胃癌の遠隔転移先には肝，遠隔リンパ節，腹膜が多いが，同時に複数の遠隔転移を伴うことが少なくなく，また，JCOG9501 試験 [1] により傍大動脈リンパ節の予防郭清の意義が否定され D2 郭清が標準術式であること，さらには，JCOG1002 試験 [2] により高度リンパ節転移を有する症例に対しては術前補助化学療法が標準治療とみなされていること（**CQ 28** 参照）などにより，画像検査で cStage Ⅳと診断された胃癌に対して，Up Front に外科的切除が施行されることは少ない。一方，リンパ節転移および腹膜転移の画像診断は困難であるため，cStage Ⅲの診断で定型的な切除術を施行したが傍大動脈リンパ節をサンプリングしたところ転移を認めた症例，原発巣近傍に単発または少数の腹膜転移を認めたために合併切除した CY0/P1 症例が，Stage Ⅳの R0 切除例としてしばしば経験される。症例数は多くはないが，これらの R0 手術が施行された Stage Ⅳ胃癌は予後不良であり，その治療成績向上は重要な課題である。

　その方法として，術後補助化学療法が挙げられるが，R0 切除された Stage Ⅳ胃癌に対する R0 切除後の補助化学療法の意義（手術単独 vs. 手術＋術後補助化学療法）を検証した比較試験はない。また，単アームの臨床試験や後方視的な研究や前向き観察研究でも，転移臓器別に検討されることが多い。さらに，腹膜転移についての検討には，CY1 のために R0 切除ではない症例が多く含まれている。

　肝転移に関しては，イタリアから報告された非切除例や RFA による肝転移焼灼術（n＝1）を含めた 195 例での多施設共同の後方視的研究 [3] では，多変量解析に

よって，T stage，H stage，治癒切除，術後の化学療法が予後因子であった。この解析には切除術非施行例や非治癒切除後の緩和的な化学療法の有無も含まれているため，術後補助化学療法の意義が明確に示されたとは言い難い。また，同グループは，肝転移切除術を施行した症例に限っても術後の化学療法が有意な予後因子であったと報告している[4]。中国からも，少数例の報告であり術前補助化学療法を行った症例も含まれているが，肝転移以外の遠隔転移がなく，胃原発巣と肝転移を同時に切除した 25 例中，術後補助化学療法を行った 14 例の 5 年生存率は 54.1％と良好であったのに対して，非施行例では 0％であったとの報告がある。本邦からも，腹膜転移を有さない R0 切除された pStage Ⅳの 94 例（肝転移 39 例，リンパ節転移 55 例）の後方視的研究の報告[5]がある。転移先や化学療法レジメンによって予後に差はなく，全体の 5 年生存割合は 31.4％であった。一方，術後化学療法を行わなかった 10 例の無再発生存期間の中央値は 4.1 カ月であり，多変量解析では術後補助化学療法を行わないことは有意な予後不良因子であった。

　腹膜転移に関しては，前向き介入研究[6]には CY1 が含まれており，後方視的研究も含めて P1/CY0 に限定した報告は今回のシステマティックレビューでは採用されなかった。国内の多施設共同の 506 例の後方視的研究[7]では，P1/CY0 は 81 例であり，そのうち術後に補助化学療法を受けた症例は 74 例であった。化学療法のレジメンにより多少のバラつきはあるが，17-33％の 5 年生存率が得られている。

　これらの報告は，無作為化比較試験でないため，バイアスが含まれており，エビデンスレベルは高くない。また，pStage Ⅳであっても R0 切除だけでも治癒が得られる可能性があり，術後補助化学療法による上乗せ効果の大きさは不明である。しかし，pStage Ⅲでは術後補助化学療法による治癒率向上は明らかであり，CY1（Stage Ⅳ）症例に対しても R1 切除後に化学療法を行うことによって 25％前後の治癒率が得られている（**CQ 30** 参照）。R0 切除された pStage Ⅳは，pStage Ⅲと肉眼ではとらえられないが，がんの遺残が明らかな CY1 による pStage Ⅳの間に位置すると考えると，R0 手術が施行された Stage Ⅳ胃癌に対しても術後補助化学療法による利益があることが類推される。逆に，化学療法を行った方の予後が悪いとの報告はない。以上より，R0 手術が施行された Stage Ⅳ胃癌に対して術後補助化学療法を行うことを弱く推奨する。

引用文献

[1] Sasako M, Sano T, Yamamoto S, et al: D2 lymphadenectomy alone or with para-aortic nodal dissection for gastric cancer. N Engl J Med 2008; 359: 453-62.

[2] Ito S, Sano T, Mizusawa J, et al: A phase Ⅱ study of preoperative chemotherapy with docetaxel, cisplatin, and S-1 followed by gastrectomy with D2 plus para-aortic lymph node dissection for gastric cancer with extensive lymph node metastasis: JCOG1002. Gastric Cancer 2017; 20: 322-31.

[3] Tiberio GAM, Baiocchi GL, Morgagni P, et al: Gastric cancer and synchronous hepatic

metastases：is it possible to recognize candidates to R0 resection? Ann Surg Oncol 2015；22：589-96.

［4］ Tiberio GAM, Ministrini S, Gardini A, et al：Factors influencing survival after hepatectomy for metastases from gastric cancer. Eur J Surg Oncol 2016；42：1229-35.

［5］ Yamaguchi T, Takashima A, Nagashima K, et al：Efficacy of Postoperative Chemotherapy After Resection that Leaves No Macroscopically Visible Disease of Gastric Cancer with Positive Peritoneal Lavage Cytology（CY1）or Localized Peritoneum Metastasis（P1a）：A Multicenter Retrospective Study. Ann Surg Oncol 2020；27：284-92.

［6］ Kodera Y, Ito S, Mochizuki Y, et al：A phase Ⅱ study of radical surgery followed by postoperative chemotherapy with S-1 for gastric carcinoma with free cancer cells in the peritoneal cavity（CCOG0301 study）. Eur J Surg Oncol 2009；35：1158-63.

［7］ Kumagai K, Yamaguchi T, Takashima A, et al：Comparison between S-1 monotherapy and S-1 plus cisplatin as postoperative chemotherapy after R0 resection for stage Ⅳ gastric cancer patients with oligometastasis：A multicenter retrospective study. J Clin Oncol 2019；37：123.

CQ 30　胃切除された CY1 胃癌に対してフッ化ピリミジン系薬剤とプラチナ系薬剤の併用療法は推奨されるか？

推奨文

> 胃切除された CY1 胃癌に対してフッ化ピリミジン系薬剤とプラチナ系薬剤の併用療法は行わないことを弱く推奨し（合意率 100％（7/7），エビデンスの強さ C），S-1 単剤による化学療法を弱く推奨する。（合意率 100％（7/7），エビデンスの強さ C）

解説　　本 CQ に対する推奨の作成を行ううえで，胃切除された CY1 胃癌症例を対象としてフッ化ピリミジン系薬剤＋プラチナ系薬剤による化学療法を行った場合の，フッ化ピリミジン系薬剤単独化学療法に対する生存期間・再発割合・有害事象・通院頻度・コストをアウトカムとして設定した。

　　重要臨床課題として“周術期化学療法”を設定し，MEDLINE で“Gastric cancer”，“Stomach neoplasms”，“Chemotherapy”，“Adjuvant chemotherapy”，“CY1”，“Peritoneal lavage”，“Cytology”，“Gastrectomy”，“Conversion therapy”，“Neoadjuvant chemotherapy”のキーワードで検索した。Cochrane Library も同様のキーワードで検索した。検索期間は 2000 年 1 月から 2019 年 9 月までとした。上記のキーワードにて 434 編（Cochrane Library 230 編，MEDLINE 248 編）が抽出された。これにハンドサーチ 10 編を加えた 444 編より，一次スクリーニングで 14 編，二次スクリーニングで 13 編の論文が抽出された。

　　術中の腹腔洗浄細胞診は，1999 年に改訂された「胃癌取扱い規約第 13 版」から Stage Ⅳ に分類された。また，胃癌治療ガイドラインでは，2001 年の初版には腹腔

洗浄細胞診検査実施についての記載はなかったが，2004 年の第 2 版から「望ましい」とされた。本邦の胃癌術後補助化学療法の最初のエビデンスとなった ACTS-GC 試験[1] では，2001 年から 2004 年に患者が登録されたが，適格規準に腹腔洗浄細胞診陰性であることが含まれていた。一方，韓国を中心に行われた CLASSIC 試験[2] では，適格規準に腹腔洗浄細胞診についての記載はない。このような背景のもとに，本邦では腹腔洗浄細胞診が標準的に行われるようになったが，現在でも腹腔洗浄細胞診にてがん細胞が陽性であっても胃切除されることが多い。また，切除不能・再発胃癌に対する化学療法の臨床試験では，胃切除され CY1 以外に遠隔転移のない症例が登録されることは極めて稀である。このように，胃切除された CY1 胃癌はさまざまな臨床試験の狭間に位置しており，治療開発の対象とされてこなかったといえる。

2018 年の「胃癌治療ガイドライン第 5 版」では，「胃切除された腹腔洗浄細胞診陽性（CY1）症例に対して化学療法は推奨されるか？」が CQ20 に挙げられ，推奨文では「胃切除された腹腔洗浄細胞診陽性（CY1）症例に対して化学療法を行うことを推奨する」とされている。その根拠として，1 つの前向き試験[3] と 1 つの後方視的研究[4] で，術後 S-1 単独療法によって 25% 前後の再現性のある結果が得られたことが挙げられていた。しかし，「化学療法レジメンおよびその期間についてはコンセンサスが得られていない」とも記載されていた。

胃切除された CY1 胃癌症例に対して術後に行う化学療法レジメンの選択に際して，2 つの考え方がある。1 つは，切除後に肉眼的にとらえることのできないがん細胞の遺残に対して術後補助化学療法と同様に S-1 単独療法を行うとするものと，もう 1 つは，CY1 は Stage Ⅳ であるため，切除不能・再発胃癌に対する一次化学療法と同様にフッ化ピリミジン＋プラチナ製剤併用療法を行うとするものである。胃切除された CY1 症例に対する術後化学療法の比較試験はなく，システマティックレビューでは 1 つの文献[5] だけが採用された。これは，日本臨床腫瘍研究グループ（JCOG）の胃癌グループ内で行われた 2012〜2017 年に胃切除された CY1 胃癌 506 例の後方視研究であり，術後に 267 例が S-1 単独療法，114 例が S-1＋シスプラチン（SP）併用療法，63 例がその他の化学療法を受け，62 例が無治療であった。3 群間の患者背景に差はなかったが，これは施設毎に上記の化学療法レジメン選択方針が異なっており，患者毎でのバイアスが小さかったためであると推察される。治療期間は一定していないが，中央値は S-1 単独療法群で 285 日，SP 群で 170 日，その他群で 223 日であった。治療成績は上記 3 群間で差がなく，5 年無再発生存率は 17.0-19.3%，5 年生存率は 22.3-27.1% であった（無治療はいずれも 0%）。この 5 年生存率は前版ガイドラインで引用された報告[3,4] とほぼ同じであり，再現性が高いといえる。

この論文では化学療法に伴う有害事象は報告されていないが，特に胃切除術後に

はS-1単独療法に比して他の併用化学療法による有害事象の発生頻度が高いことを考えると，胃切除されたCY1胃癌に対してフッ化ピリミジン系薬剤とプラチナ系薬剤の併用療法は行わないことを弱く推奨し，S-1単剤による化学療法を行うことを弱く推奨する。胃癌術後補助化学療法で有効性を示したオキサリプラチン[2]やドセタキセル[6]の併用による治療成績向上の可能性は否定できないが，現時点ではエビデンスはない。また，術前に腹腔鏡検査でCY1が確認された場合に，術前に化学療法を行う試みもなされているが，その優越性を示唆するエビデンスもない[7]。

　なお，患者には上述の内容を十分に説明し，担当医の判断と患者の希望を共有した上での方針決定が望まれる。

引用文献

［1］Sakuramoto S, Sasako M, Yamaguchi T, et al: Adjuvant chemotherapy for gastric cancer with S-1, an oral fluoropyrimidine. N Engl J Med 2007; 357: 1810-20.

［2］Bang YJ, Kim YW, Yang HK, et al: Adjuvant capecitabine and oxaliplatin for gastric cancer after D2 gastrectomy (CLASSIC): a phase 3 open-label, randomised controlled trial. Lancet 2012; 379: 315-21.

［3］Kodera Y, Ito S, Mochizuki Y, et al: Long-term follow up of patients who were positive for peritoneal lavage cytology: final report from the CCOG0301 study. Gastric Cancer 2012; 15: 335-7.

［4］Bando E, Makuuchi R, Miki Y, et al: Clinical significance of intraoperative peritoneal cytology in gastric carcinoma—Analysis of 3142 patients—. 10th International Gastric Cancer Congress 2013: abstract 27-5.

［5］Yamaguchi T, Takashima A, Nagashima K, et al: Efficacy of Postoperative Chemotherapy After Resection that Leaves No Macroscopically Visible Disease of Gastric Cancer with Positive Peritoneal Lavage Cytology (CY1) or Localized Peritoneum Metastasis (P1a): A Multicenter Retrospective Study. Ann Surg Oncol 2020; 27: 284-92.

［6］Yoshida K, Kodera Y, Kochi M, et al: Addition of Docetaxel to Oral Fluoropyrimidine Improves Efficacy in Patients With Stage Ⅲ Gastric Cancer: Interim Analysis of JACCRO GC-07, a Randomized Controlled Trial. J Clin Oncol 2019; 37: 1296-304.

［7］Yamaguchi T, Takashima A, Nagashima K, et al.: Impact of preoperative chemotherapy as initial treatment for advanced gastric cancer with peritoneal metastasis limited to positive peritoneal lavage cytology (CY1) or localized peritoneal metastasis (P1a): a multi-institutional retrospective study. Gastric Cancer 2021; 24: 701-9.

重要臨床課題 15 ▶ 高齢者

CQ 31 高齢者に対する内視鏡的切除は推奨されるか？

推奨文

高齢者に対する内視鏡的切除は治療に伴う偶発症リスク（特に肺炎）に留意したうえで，実施することを強く推奨する。（合意率 100%（10/10），エビデンスの強さ C）

解説

　本 CQ に対する推奨の作成を行ううえで，高齢（65 歳以上）の早期胃癌症例を対象として内視鏡的切除を行った場合の，生存期間・有害事象・コストをアウトカムとして設定した。

　重要臨床課題として "有害事象" を設定し，MEDLINE で "Gastric cancer"，"Stomach neoplasms"，"Aged"，"Geriatric"，"Elder"，"Senile"，Senescence"，"Endoscopy, Digestive system"，"ESD"，"EMR" のキーワードで検索した。Cochrane Library も同様のキーワードで検索した。検索期間は 2000 年 1 月から 2019 年 9 月までとした。上記のキーワードにて 152 編（Cochrane Library 20 編，MEDLINE 132 編）が抽出された。一次スクリーニングで 23 編，二次スクリーニングで 9 編の論文が抽出された。

　早期胃癌の診断後，6 カ月以上無治療であった 71 例の予後を 10 年目以降に検討した研究によると，5 年後の進行癌移行率が 63%［95%信頼区間（CI）：48-78%］であったことから[1]，高齢者であっても早期胃癌と診断されれば治療介入を考慮する必要がある。また，内視鏡的切除では胃が温存されることから，比較試験を待たずしても内視鏡的切除は外科手術より術後 QOL が良好であることが推察される。

　75 歳以上の高齢者（PS0-2，基礎疾患の管理良好，他癌なし）を対象に ESD を行った研究によると[2]，日本人の一般人口における期待 5 年生存率 77.5%と比べ，ESD 治癒切除例（145 例）の 5 年生存率は 84.6%と良好であり，非治癒切除かつ追加外科切除例（15 例）では 73.3%とほぼ同等，非治癒切除かつ経過観察例（17 例）では 58.8%と不良であった。

　85 歳以上の高齢者（PS0,1，他の予後規定疾患なし，認知症なし）を対象に ESD を行った研究によると[3]，prognostic nutritional index（PNI）のみが臨床病理学的に有意な予後因子であり（Cutoff 値 44.6 のハザード比：7.0，95%CI：2.2-22.9，p＝0.001），44.6 未満（15 例）の 3 年生存率 54.3%，5 年生存率 54.3%，44.6 以上（93 例）の 3 年生存率 95.9%，5 年生存率 76.3%であった。

　ESD の短期治療成績を高齢者（6,713 例）と非高齢者（23,387 例）で比較した研究（高齢者の定義：65 歳以上 1 編，80 歳以上 1 編，75 歳以上 7 編）のメタアナリシスによると[4]，一括切除率（93.2%vs. 92.8%），病理学的完全切除率（90.6%vs. 90.1%）

はそれぞれオッズ比 0.98 ［95％CI：0.56-1.71］，0.79 ［95％CI：0.58-1.07］と有意差はみられず，また，穿孔率（1.6％vs. 1.1％），治療関連出血率（3.3％vs. 2.9％）もそれぞれオッズ比 1.19 ［95％CI：0.94-1.51］，1.13 ［95％CI：0.83-1.56］と有意差はみられなかった。一方で，治療関連肺炎発症率（0.86％vs. 0.39％）は，オッズ比 2.18 ［95％CI：1.55-3.08，p＜0.01］と高齢者において有意な増加が認められた。

　また，本邦の DPC を用いた 80 歳以上の高齢者（5,525 例）と非高齢者（21,860 例）に対する ESD の比較研究によると[5]，両者には全治療関連偶発症率（4.3％vs. 3.9％）に有意差はみられなかったが，治療関連肺炎発症率（0.8％vs. 0.4％，p＜0.001）には有意差がみられた。さらに，平均在院期間は有意に高齢者が長く（12.2 日 vs. 9.3 日，p＜0.001），医療費も有意に高齢者が高額であった（USD7346.3 vs. USD6295.6，p＜0.001）。

　しかしながら，これらの研究では全身状態が比較的良好と判断された高齢者を対象に ESD が行われているという選択バイアスが存在する。高齢者は年齢層や全身状態の差異による予後の違いが大きいと思われること，また治療に伴う偶発症リスク（特に肺炎）も高いことに留意する必要があり，今後は暦年齢のみではなく，生物学的年齢を考慮した研究を推進する必要がある。

引用文献

［1］Tsukuma H, Oshima A, Narahara H, et al: Natural history of early gastric cancer: a non-concurrent, long term, follow up study. Gut 2000; 47: 618-21.

［2］Sumiyoshi T, Kondo H, Fujii R, et al: Short- and long-term outcomes of endoscopic submucosal dissection for early gastric cancer in elderly patients aged 75 years and older. Gastric Cancer 2017; 20: 489-95.

［3］Sekiguchi M, Oda I, Suzuki H, et al: Clinical outcomes and prognostic factors in gastric cancer patients aged≧85 years undergoing endoscopic submucosal dissection. Gastrointest Endosc 2017; 85: 963-72.

［4］Lin JP, Zhang YP, Xue M, et al: Endoscopic submucosal dissection for early gastric cancer in elderly patients: a meta-analysis. World J Surg Oncol 2015; 13: 293.

［5］Murata A, Muramatsu K, Ichimiya Y, et al: Endoscopic submucosal dissection for gastric cancer in elderly Japanese patients: an observational study of financial costs of treatment based on a national administrative database. J Dig Dis 2014; 15: 62-70.

重要臨床課題 16 ▶ 抗血栓薬服用者

CQ 32 抗血栓薬服用者に内視鏡的切除は推奨されるか？

推奨文
抗血栓薬服用者に対する内視鏡的切除は，治療に伴う利益と不利益とを十分考慮したうえで，実施することを強く推奨する。(合意率 89％ (8/9)，エビデンスの強さ C)

解説
　本 CQ に対する推奨の作成を行ううえで，抗血栓薬服用の早期胃癌症例を対象として内視鏡的切除を行った場合の，生存期間・有害事象・コストをアウトカムとして設定した。

　重要臨床課題として"有害事象"を設定し，MEDLINE で"Gastric cancer"，"Stomach neoplasms"，"Fibrinolytic agents"，"Thrombolytic therapy"，"Anticoagulants"，"Platelet aggregation inhibitors"，Antithrombotics"，"Antiplatelets"，"Ticlopidine"，"Clopidogrel"，Dabigatran"，"Aspirin"，"Warfarin"，"Heparin"，"Endoscopy, Digestive system"，"ESD"，"EMR" のキーワードで検索した。Cochrane Library も同様のキーワードで検索した。検索期間は2000年1月から2019年9月までとした。上記のキーワードにて 148 編（Cochrane Library 53 編，MEDLINE 195 編）が抽出された。一次スクリーニングで 46 編，二次スクリーニングで 20 編の論文が抽出された。

　早期胃癌の診断後，6 カ月以上無治療であった 71 例の予後を 10 年目以降に検討した研究によると，5 年後の進行癌移行率が 63％［95％信頼区間（CI）：48-78％］であったことから[1]，抗血栓服用者であっても早期胃癌と診断されれば治療介入を考慮する必要がある。また，内視鏡的切除では胃が温存されることから，比較試験を待たずしても内視鏡的切除は外科手術より術後 QOL が良好であることが推察される。

　胃 ESD の主な偶発症は術中穿孔と術後出血であり，抗血栓薬服用者は非服用者に比べ ESD 後出血の増加が危惧される。ESD 後出血について検討したメタアナリシスによると[2]，全 ESD 症例における後出血率は 5.1％［95％CI：4.5-5.7］であり，抗血栓薬服用はオッズ比 1.63［95％CI：1.3-2.03］と有意な危険因子であった。

　抗血栓薬服用者を，服用継続者，ヘパリン置換者，および服用休薬者に分けて検討した研究によると[3]，後出血率は，それぞれ 9.3％（5/54），10.8％（4/37），および 9.4％（26/276）であり，いずれの後出血率の間にも有意差がみられなかった。

　抗血小板薬服用者のみを対象とした研究によると[4]，後出血は抗血小板薬の多剤使用（オッズ比 2.41［95％CI：1.01-5.76]），切除径 5.5 cm 以上（オッズ比 2.84［95％CI：1.04-7.73]）が有意な後出血の危険因子であった。

　もう一つの抗血小板薬服用者のみを対象とした研究によると[5]，アスピリン単剤服用者においては，アスピリン継続者の後出血率は10.7%（6/56）であり，同休薬者の10.3%（4/39）とほぼ同等であった（p＞0.99）。アスピリン服用者のみを対象とした研究においても[6]，後出血率は継続者で3.6%（1/28），休薬者で4.8%（3/66）と有意差はみられなかった。

　抗凝固薬服用者を対象とした研究によると[7]，後出血率は直接経口抗凝固薬（DOAC）20.8%（5/24）とワルファリン24.6%（18/73）の間では有意差はみられなかったが，DOACのうち，ダビガトラン0%（0/12）はリバーロキサバン45%（5/11）より有意に低値であった。本研究では，ヘパリン置換（オッズ比10.7［95%CI：1.20-95.2]），リバーロキサバン（オッズ比6.00［95%CI：1.30-27.6]），抗血栓薬の多剤使用（オッズ比4.35［95%CI：1.33-14.3]）が有意な後出血の危険因子であった。

　血栓塞栓症の発症について言及している論文が5編みられた。抗血栓薬服用例のうち1.1%（1/90）に脳梗塞[8]，1.3%（4/317）に血栓塞栓症（2例は脳梗塞，1例はTIA，1例は狭心症）[3]，抗血小板薬服薬例のうち0.5%（1/215）に脳梗塞[4]，6.1%（4/66）に血栓塞栓症（2例の脳梗塞，術後に2例の心筋梗塞（うち1例は死亡））[6]，抗凝固薬服薬例のうち1.0%（1/97）に脳梗塞[7]，というもので，いずれも休薬した症例で発症がみられていた。

　しかしながら，これらの研究では全身状態が比較的良好と判断された抗血栓薬服用者を対象にESDが行われているという選択バイアスが存在することに留意する必要がある。

引用文献

[1] Tsukuma H, Oshima A, Narahara H, et al: Natural history of early gastric cancer: a non-concurrent, long term, follow up study. Gut 2000; 47: 618-21.

[2] Libânio D, Costa MN, Pimentel-Nunes P, et al: Risk factors for bleeding after gastric endoscopic submucosal dissection: a systematic review and meta-analysis. Gastrointest Endosc 2016; 84: 572-86.

[3] Igarashi K, Takizawa K, Kakushima N, et al: Should antithrombotic therapy be stopped in patients undergoing gastric endoscopic submucosal dissection? Surg Endosc 2017; 31: 1746-53.

[4] Oh S, Kim SG, Kim J, et al: Continuous Use of Thienopyridine May Be as Safe as Low-Dose Aspirin in Endoscopic Resection of Gastric Tumors. Gut Liver 2018; 12: 393-401.

[5] Harada H, Suehiro S, Murakami D, et al: Feasibility of gastric endoscopic submucosal dissection with continuous low-dose aspirin for patients receiving dual antiplatelet therapy. World J Gastroenterol 2019; 25: 457-68.

[6] Sanomura Y, Oka S, Tanaka S, et al: Continued use of low-dose aspirin does not increase the risk of bleeding during or after endoscopic submucosal dissection for early gastric cancer. Gastric Cancer 2014; 17: 489-96.

[7] Yoshio T, Tomida H, Iwasaki R, et al: Effect of direct oral anticoagulants on the risk of

delayed bleeding after gastric endoscopic submucosal dissection. Dig Endosc 2017；29：686-94.

［8］Takeuchi T, Ota K, Harada S, et al：The postoperative bleeding rate and its risk factors in patients on antithrombotic therapy who undergo gastric endoscopic submucosal dissection. BMC Gastroenterol 2013；13：136.

付 録

Quality Indicator による胃がん医療の均てん化・実態に関する研究　2015年症例解析結果（一部2017年）

　胃癌治療ガイドラインは，わが国において標準治療を広く医療現場に周知して適切に普及することを目的としており，その影響を追跡したり課題の所在を検討したりするのに医療の実態を知る事が重要である。Quality Indicator（QI）研究は，都道府県がん診療連携拠点病院連絡協議会がん登録部会を主体として実施されてきたもので，全国の参加施設から提供された「院内がん登録」と「DPC 導入の影響に係る調査」のデータ（以下，DPC データ）に対して，胃癌治療ガイドライン委員を含む専門家が選定した検討項目について集計解析を行い各参加施設に対してそれぞれの QI の項目についての結果をフィードバックしている。本付録においては QI 研究事業の中で報告書としてまとめ施設に返却している内容のうち，胃がんに関する部分を胃がん診療向上に資するため提供するものである。

　院内がん登録はがん医療の均てん化およびその実態把握を目的とし，がん診療連携拠点病院の指定要件として整備され，2016 年からはがん登録推進法においては専門施設の努力義務として法的な位置づけを獲得している。この登録情報は罹患情報や初回治療の情報を含み，患者特性や各病院のがん診療の実態を明らかにするデータである。DPC データでは診療行為の内容が列挙されているため，院内がん登録と連携させることによりどのような患者に，いつどのような診療行為がなされたかを検討することが可能となる。検討項目は，標準治療のみではなく，診断過程の検査等必ずしも標準治療が確立していない場合についても，実態を表す項目についても指標とした。これらを総合してがん医療の均てん化の実態把握を行うものであり，臨床現場とガイドラインをつなぐ役割を果たすものと期待されている。本章においてはその概要を記す。尚，これらのデータ源では，治療開始施設において実施された診療行為が行われたかどうかのみが集計されていることから，他院治療や臨床判断などの理由の追加調査をさらに協力施設を募って，項目に示された診療が実施されなかった症例への未実施理由の収集と集計を行った。研究の方法などの概要は，https://www.ncc.go.jp/jp/cis/divisions/health_s/health_s/010/index.html に掲載している。

● 方法

　全国の院内がん登録実施施設を募集対象として，参加施設をつのり，院内がん登録（2015/1/1～12/31 診断例）と対象症例に関する DPC データ（2014/10/1～2016/12/31）を収集，専門家パネルにより策定された標準診療（Quality Indicator とした）と注目すべき項目（実態指標と呼ぶ）に関して集計した。

● 施設特性

全 436 施設（うち都道府県がん診療連携拠点病院 42 施設（国立がん研究センター中央病院を含む），地域がん診療連携拠点病院 248 施設，その他 134 施設）

● 患者特性

N＝56122，年齢（SD）：70.9（10.4），男性（%）：39,400（70.2%）

病期（UICC 第 7 版）：Ⅰ期（%）：35,903（64.0），Ⅱ期（%）：4,655（8.3），Ⅲ期（%）：5,669（10.1），Ⅳ期（%）：9,712（17.3）

初回治療の内訳：外科的手術 14,733 件，内視鏡治療 23,316 件，化学療法 13,209 件

436 施設における施設当たりの治療実態（2015 年）

・手術患者数＊：平均 58.3 件（最小値：3，最大値：502，中央値：48）

・内視鏡治療患者数＊：平均 62.1 件（最小値：0，最大値：568，中央値：48）

・化学療法患者数：平均 35.0 件（最小値：1，最大値：242，中央値：30）

・手術患者割合＊：平均 50.8%（最小値：18.8%，最大値：100%，中央値：50.2%）

・内視鏡治療患者割合＊：平均 47.8%（最小値：0%，最大値：81.4%，中央値：48.4%）

・化学療法患者割合：平均 30.9%（最小値：11.6%，最大値：69.0%，中央値：30.2%）

＊注：初診患者に対し診断日より 1 年以内に，手術，内視鏡治療，化学療法のあった症例数。複数回行っていても，患者ごとに 1 とカウント。そのため，全手術件数よりも少なめになることに注意。

● 解析結果

解析結果は**表 1**，**表 2** の通り。それぞれの項目で，対象患者とそれらの患者において標準適応となる診断，治療が示され，実際の実施率が集計されている。

表 1　QI 解析結果のまとめ（実態，未実施理由は未考慮の値）

項目	分母	分子	436 施設 患者数	436 施設 実施率
治療前診断				
1	**化学療法前の HER2 検査（st3）** 切除不能進行胃癌で初回化学療法が行われた患者数	初回化学療法前に HER2 テストを実施した患者数	4,735	56.3%
	留意点：前医で行った検査の捕捉が DPC ではできないことに注意。			
2	**トラスツズマブ使用前の心エコー検査（st4）** トラスツズマブを使用した患者数	投与前に心エコー検査を実施した患者数	1,262	71.6%
	留意点：前医で行った検査の捕捉が DPC ではできないことに注意。			
内視鏡				
3	**内視鏡治療後在院日数（＜7 日）（st6）** ESD/EMR 患者で入院した患者数	ESD/EMR から 7 日以内に退院した患者数	21,508	51.6%
	留意点：治療日が在院日数 1 日目として，それを含めて 7 日以内の退院とする。			

（つづく）

表1　QI 解析結果のまとめ（実態，未実施理由は未考慮の値）（つづき）

項目	分母	分子	436 施設 患者数	実施率
内視鏡				
4	**内視鏡治療患者のピロリ検査（st7）** 胃癌で ESD/EMR が行われた患者数	ヘリコバクター・ピロリ菌検査が行われた患者数	23,098	64.8%
	留意点：今後は，さらに EMR/ESD より大分前に除菌を行い，すでにピロリのステータスがわかっている患者が増えるため，実施率と診療の質が必ずしも連動するものではなく，解釈の難しい項目である。前医で行った検査の捕捉ができない。			
手術				
5	**治療前 StageⅡ・Ⅲ胃癌患者への腹腔洗浄細胞診（st8）** 治療前 StageⅡ，Ⅲの胃癌で外科的切除（開腹，腹腔鏡下を含む）を受けた患者数	腹腔洗浄細胞診を受けた患者数	8,795	80.4%
	留意点：Stage は胃癌取扱規約と異なり，手術所見を含まない。			
6	**外科手術後在院日数（＜14 日）（st11）** 胃癌で外科的切除が行われた患者数	手術日から 14 日以内に退院した患者数	25,377	54.2%
	留意点：手術日を 1 日目として始めた在院日数との観点から，治療日も含めて 14 日以内の退院とする。			
化学療法				
7	**化学療法開始前 10 日以内の血液検査（st13）** 化学療法（内服または注射）が処方された患者数	DPC データ中最初の化学療法前の 10 日間以内に血算・生化学検査（BUN，Cr，T-Bil，AST，ALT，Na，Cl，K）を行っている患者数	15,239	89.9%
	留意点：基本的検体検査実施料，外来迅速検体検査実施料，血液学的検査判断料，生化学的検査（Ⅰ）判断料，基本的検体検査判断料の算定でも実施としたため，実際よりも実施率を過剰評価している可能性がある。前医や他院で行った検査の補足ができない。			
8	**術後補助化学療法の開始時期（st14）** pStageⅡまたはⅢ（pT1，pT3N0 を除く）の胃癌で外科的切除術を受けた患者数	手術後 6 週間以内に術後補助療法が開始された患者数	7,137	38.8%
	留意点：各種臨床試験が進行中であることも鑑み，薬種を限定しない QI とした。術後合併症，併存症のため 6 週間以内に実施できない場合もある。			
9	**切除不能進行胃癌患者への化学療法選択（st15）** 切除不能進行胃癌で初めて化学療法で治療が行われた患者数	初回の化学療法で（S-1 またはカペシタビン）および（シスプラチンまたはオキサリプラチン）が使用された患者数	4,735	65.4%
	留意点：平成 28 年 9 月よりオキサリプラチンの胃癌への適応拡大が認められたため，QI としては，S-1＋オキサリプラチン，カペシタビン＋オキサリプラチンも含めている。			
10	**化学療法中の検査間隔：CT・MRI（st16）** 切除不能進行胃癌で化学療法が施行され 2 回以上 CT または MRI が施行された患者数	すべての CT または MRI 検査の間隔が 4 ヶ月以内である患者数	2,513	78.6%
	留意点：CT，MRI は DPC のコード自体が撮影部位を区別されないため，たまたま他の部位を撮影した場合にもカウントされていることに注意する必要がある。また，前医や他院で行った検査の補足ができない。			

注：タイトル右の（st ○）は前回ガイドライン付録表と共通の管理番号。2015 年症例より st1，st17 はほぼ満たされていたため削除

表 2　参考値・実態指標解析結果のまとめ

項目	分母	分子	2015 年 436 施設		2017 年 532 施設	
			患者数	実施率	患者数	実施率
J1	**切除不能進行胃がんへの適切な体制による緩和ケア（st18）**					
	切除不能進行胃癌症例で化学療法がおこなわれなかった患者数	緩和ケア診療加算が 1 度以上算定された患者数	2,540	29.9%	3,092	30.0%
	限界点：厚生労働大臣が定める施設基準に適合しているものとして届け出を行った施設のみに算定資格が与えられるものであるため，限定的な対象施設数にとどまることや転院後の算定を拾うことができない。緩和ケア実施の目安でしかない。					
J2	**病理標本作成後の免疫染色（st2）**					
	深達度 sm 胃癌（T1b）で ESD/EMR が行われ病理標本が作製された患者数	免疫染色による脈管侵襲の検索が行われた患者数	—*	—*	3,882	43.3%
	限界点：2015 年まで対象者を sm に限定できていないため，実態指標に分類されている。2017 年からは T1b 限定。					
J3	**治療前 T1N0 胃癌患者への内視鏡治療（st5）**					
	分化型の cT1aN0 胃癌患者数	ESD/EMR が行われた患者数	—*	—*	28,784	85.8%
	限界点：2015 年まで対象者を cT1a に限定できていないため，実態指標に分類されている。2017 年からは T1a 限定。					
J4	**治療前 Stage Ⅱ・Ⅲ胃癌への幽門側胃切除患者への腹腔鏡手術施行率（st9x）**					
	治療前 Stage Ⅱ，Ⅲの胃癌で幽門側胃切除を受けた患者数	腹腔鏡下で手術が行われた患者数（低い値を予想）	5,192	17.2%	6,109	22.0%
	限界点：胃癌治療ガイドライン 2014 年（p18）で，cStage Ⅰの胃癌については「腹腔鏡下手術を考慮しても良い」とされているが，「cStage Ⅱ以上の胃癌については，腹腔鏡下幽門側胃切除を推奨する根拠は極めて乏しい」とされている。					
J5	**治療前 Stage Ⅰ胃全摘患者への腹腔鏡手術施行率（st10x）**					
	治療前 Stage Ⅰの胃癌で胃全摘を受けた患者数	腹腔鏡下で手術が行われた患者数（低い値を予想）	2,989	45.2%	2,931	47.0%
	限界点：Stage Ⅰに対して胃全摘を腹腔鏡下で行うかどうかについては，胃癌治療ガイドライン 2018 年版においては考慮して良いが根拠はないとされている。					
J6	**治療前 Stage Ⅰ胃癌手術患者への噴門側胃切除（st12x）**					
	U 領域の治療前 Stage Ⅰ胃癌患者で胃全摘あるいは噴門側胃切除を施行された患者数	噴門側胃切除を受けた患者数	1,321	38.2%	1,414	51.8%
	限界点：U 領域の胃癌に関しては，噴門側胃切除は術後 QOL の向上を目指した術式であるが，術式選択の判断に関する統一した見解はない。					

注：＊は，2015 年のデータでは分母が限定できないため提示せず。

● 未実施理由を加味した解析結果

　未実施理由として，「患者の希望」「腎，肝障害」「併存症」「合併症」「全身状態の低下」「転院」「算定漏れ」などが挙がり，その分布の詳細は，前述国立がん研究センターホームページの報告書に掲載されている。

　協力施設は全参加施設の 30％程度ではあるが，検討のために，施設における未実施理由の内訳が全参加施設における未実施症例の理由の内訳とおおよそ類似するものと仮定して，妥当な未実施理由を加味した実施率を推計した。結果は表 3 の通り

表3 2015年と2017年の比較および未実施理由を加味させた場合の実施率の変化（表1と項目・QIタイトルで対応）

項目	QIタイトル	理由の加味なし		理由の加味あり
		2015年	2017年	2015年
1	化学療法前のHER2検査	56.3%	58.1%	83.0%
2	トラスツズマブ使用前の心エコー検査	71.6%	73.5%	75.9%
3	内視鏡治療後在院日数（<7日）	51.6%	58.8%	66.6%
4	内視鏡治療患者のピロリ検査	64.8%	60.2%	84.5%
5	治療前StageⅡ・Ⅲ胃癌患者への腹腔洗浄細胞診	80.4%	81.8%	85.1%
6	外科手術後在院日数（<14日）	54.2%	57.3%	87.6%
7	化学療法開始前10日以内の血液検査	89.9%	91.2%	91.3%
8	術後補助化学療法の開始時期	38.8%	36.6%	85.9%
9	切除不能進行胃癌患者への化学療法選択	65.4%	68.2%	88.2%
10	化学療法中の検査間隔：CT・MRI	78.6%	80.0%	84.0%

である。

● 経時的変化

　未実施理由についての検証も終わっているデータは2015年症例である。ただ最新では2017年症例のデータのみの結果が施設に返却されており，未実施理由の収集はこれからであるがその実態指標および未実施理由を加味しない結果も報告する（**表2，3**）。施設数が532施設と増えているが，あまり実施率自体に大きな変化は見られていない。実態指標のうち二つ（**表2**注J2，J3（管理番号st2，st5））は2015年時点ではT分類の亜分類がデータ上存在せず対象者が絞り込めないことから実態指標であったが，2017年では亜分類の入力が開始されたため2015年の値は表示せず，2017年の値のみを表示している。

● 結果の解釈上の注意

　本章で報告されているのは，主に全国のがん診療連携拠点病院を中心とした院内がん登録実施施設のうち自主参加でデータ提供いただいた施設における標準診療の実際の実施率を集計した結果である。標準診療は必ずしも全例に適応となるのではなく，個別の患者には様々な理由があって困難または適切でないことがある。つまり，標準治療を実施することがすべての患者の利益になるわけではないことを留意すべきであるものの，実臨床での診療実態を把握することの意義があると考えての報告であることにご留意をお願いする。

● QI 解析担当／QI 検討委員

氏名	所属
QI 解析担当	
東　尚弘	国立がん研究センター　がん対策情報センター
QI 検討委員	
小田　一郎	国立がん研究センター中央病院　内視鏡科
小野　裕之	静岡県立静岡がんセンター　内視鏡科
小嶋　一幸	東京医科歯科大学医学部附属病院　胃外科
設楽　紘平	国立がん研究センター東病院　消化管内科
島田　英昭	東邦大学外科学講座一般・消化器外科学分野
布部　創也	がん研有明病院　消化器センター胃外科
深川　剛生	国立がん研究センター中央病院　胃外科
藤城　光弘	東京大学医学部附属病院　光学医療診療部
朴　成和	国立がん研究センター中央病院　消化管内科
山口　研成	がん研有明病院　消化器化学療法科

（敬称略，50 音順）

QIの解析，検討をいただいた先生方に，この場を借りて厚く御礼申し上げます。

索　引

胃癌治療ガイドライン
医師用 2021 年 7 月改訂【第 6 版】

2001 年 3 月 1 日	第 1 版発行	
2004 年 4 月 30 日	第 2 版発行	
2010 年 10 月 20 日	第 3 版発行	
2014 年 8 月 25 日	第 4 版発行	
2018 年 1 月 31 日	第 5 版発行	
2021 年 7 月 20 日	第 6 版第 1 刷発行	
2022 年 4 月 25 日	第 2 刷発行	

編　者　日本胃癌学会

発行者　福村　直樹

発行所　金原出版株式会社

〒113-0034 東京都文京区湯島 2-31-14

電話　編集　(03)3811-7162
　　　営業　(03)3811-7184

FAX　　　(03)3813-0288

振替口座　00120-4-151494

http://www.kanehara-shuppan.co.jp/

©日本胃癌学会, 2001, 2021

検印省略

Printed in Japan

ISBN 978-4-307-20428-6　　　　印刷・製本／三報社印刷㈱

WEB アンケートにご協力ください

読者アンケート（所要時間約 3 分）にご協力いただいた方の中から
抽選で毎月 10 名の方に図書カード 1,000 円分を贈呈いたします。
アンケート回答はこちらから ➡

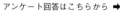
https://forms.gle/U6Pa7JzJGfrvaDof8